MANUEL D'ÉDUCATION

PROPHYLACTIQUE

CONTRE LES MALADIES VÉNÉRIENNES

COMITÉ NATIONAL DE PROPAGANDE
d'Hygiène Sociale et d'Éducation Prophylactique

MANUEL D'ÉDUCATION PROPHYLACTIQUE

CONTRE LES MALADIES VÉNÉRIENNES

PUBLIÉ SOUS LA DIRECTION DE

MM. les Drs QUEYRAT et SICARD de PLAUZOLES

AVEC LA COLLABORATION DE

MM^{mes} C. ANDRÉ, AVRIL de SAINTE CROIX; MM. Pr Léon BERNARD
Dr Léon BIZARD, Ferdinand BUISSON, Pr A. COUVELAIRE, Dr ÉMERY
Dr Paul GASTOU, Médecin Général GIRARD, P^r Ag. GOUGEROT
Dr HÉRICOURT, Dr HUDELO, Dr J. JANET, Pr JEANSELME
Dr LEREDDE, Médecin Principal LÉVY, P^r Ag. MARION, Dr MILIAN
Dr Fernand MERLIN, Pr A. PINARD, Dr Marcel PINARD,
Pr Georges RENARD, Georges RISLER, Dr ROUCAYROL.
Secrétaire de la Rédaction : M. Émile WEISWEILLER.

PRÉFACE DE M. PAUL APPELL
Recteur de l'Université de Paris
Membre de l'Institut

A. MALOINE ET FILS, ÉDITEURS
27, RUE DE L'ÉCOLE-DE-MÉDECINE, 27
PARIS

A M. LE PROFESSEUR A. PINARD

*Président du Comité National de Propagande d'Hygiène sociale
et d'Éducation prophylactique.*

Mon cher Président et Ami,

En me demandant d'écrire la préface de ce Manuel
d'Education Prophylactique contre les Maladies vénériennes, vous avez certainement voulu que ce livre fût présenté
aux éducateurs et éducatrices de la Jeunesse par un des
membres de l'Université française qui puisse mettre en
valeur l'importance des sujets qui y sont traités.

Sans compétence médicale dans les matières spéciales
pour lesquelles vous avez trouvé des collaborateurs de choix,
je veux vous dire pourquoi ce Manuel m'apparaît comme
indispensable à ceux et à celles qui ont la lourde tâche
d'éduquer la Jeunesse de notre cher pays.

La lutte patiente et victorieuse de quatre années de
guerre contre des ennemis qui voulaient de toutes leurs
forces la mort de la France pouvait suffire à l'héroïsme
de notre Jeunesse. Malheureusement les fléaux sociaux
n'ont point interrompu pendant quatre ans la tâche meur-

trière qu'ils accomplissaient déjà sournoisement pendant le temps de paix.

La recrudescence inouïe des maladies vénériennes due non seulement à la variété des hommes qui venaient combattre côte à côte sur notre territoire l'ennemi commun, mais aussi à un relâchement de la moralité — suites naturelles et douloureuses de toutes les guerres —, met notre Jeunesse en péril, tant par le nombre d'adultes diminués physiquement et intellectuellement, que par les conséquences héréditaires qui s'en suivent et qui transforment de trop nombreux enfants en êtres tarés sans utilité pour le pays.

Ceux et celles qui liront les pages suivantes y puiseront les enseignements indispensables que doivent posséder les maîtres de l'enseignement public et privé.

Certes, ils sont tous prêts, et leur dévouement journalier en est une preuve évidente, à faire partie de la nouvelle croisade sanitaire et morale que, sous votre inlassable présidence, veut mener à bien le Comité National de Propagande d'Hygiène sociale et d'Education prophylactique.

Puisse ma voix, s'associant à celle des Maîtres de la Science française, faire réfléchir les parents victimes trop souvent de préjugés très anciens, et insuffisamment éduqués eux-mêmes sur l'importance de la protection morale et sanitaire de leurs enfants ; puissent-ils s'imprégner progressivement des conseils salutaires contenus dans ce manuel et faire front commun avec les Maîtres et Maîtresses des Écoles de France, pour donner à leurs enfants des notions morales et biologiques indispensables.

Lutter de toutes nos forces contre les maladies vénériennes qui atteignent si profondément l'organisme humain est un devoir devant lequel aucun Français et aucune Française n'a le droit de se dérober.

Paris, le 15 mars 1922.

P. APPELL,
Recteur de l'Université de Paris.
Membre de l'Institut.

*A l'obscurité doit succéder la lumière ;
à la barbarie doit succéder la véritable
civilisation. A l'hypocrisie, nous voulons
substituer la vérité. Et en agissant ainsi,
nous avons la conviction absolue d'être
les propagateurs, j'ose dire les enseigneurs
de la plus haute morale individuelle et
sociale.*

A. PINARD.

MANUEL D'ÉDUCATION PROPHYLACTIQUE

CONTRE LES

MALADIES VÉNÉRIENNES

PREMIÈRE PARTIE

GRAVITÉ DU PÉRIL VÉNÉRIEN
NÉCESSITÉ DE L'ÉDUCATION SEXUELLE

Par M. le Professeur A. PINARD,
Membre de l'Académie de Médecine

De l'union de l'homme et de la femme peuvent résulter et résultent, hélas ! trop souvent les maladies qui sont connues sous le nom de *maladies vénériennes*. Or, les maladies vénériennes, la syphilis et la blennorragie, toutes deux maladies microbiennes ont toujours été un fléau pour l'espèce humaine : elles atteignent les individus en compromettant souvent et leur vie et celle de leurs descendants.

Aujourd'hui, toutes les statistiques démontrent d'une façon irréfutable que ces maladies n'ont jamais sévi avec autant d'intensité qu'à l'heure actuelle non seulement dans notre pays, mais on pourrait dire dans le monde entier, quelle que soit la couleur de ses habitants.

Blennorragie. — Déjà, le professeur Fournier, l'homme le plus averti de l'époque où il écrivait, disait : la blennorragie est une maladie non pas fréquente, mais *extrêmement*, *extraordinairement fréquente :* que dirait-il aujourd'hui ! Et ce qui rend la chose bien plus grave encore, c'est que dans le monde il est commun de la considérer comme « une bagatelle, une misère ».

Par vantardise, les jeunes gens s'en font presque gloire, comme d'un « brevet de virilité ». Tout le monde l'a eu, l'a ou l'aura, disent-ils ; « c'est une maladie qui n'est rien et qui guérit en quelques semaines ». Les malheureux ! Oui, certes, *immédiatement et convenablement traitée*, la blennorragie n'est en général qu'une « petite affaire ». Mais il s'en faut de beaucoup que les choses se passent toujours de la sorte. Elle peut devenir et devient trop souvent une des affections les plus difficiles à guérir. Irrécusablement, dit Fournier on peut *mourir de la blennorragie.*

Heureusement les cas de mort sont exceptionnels, mais ce qui est très fréquemment observé, ce sont les *reliquats* qui font le désespoir des malades... et des vénéréologistes, encore aujour d'hui. Les reliquats dans la plupart des cas n'empêchent pas celui qui en est atteint de reprendre sa vie ordinaire. Quelle peut être alors sa vie ? Tout d'abord, à la suite d'une complication qui n'est pas rare, il peut devenir infécond. Or, quelle amertume, quelle humiliation sinon quelle honte pour l'homme atteint de cette déchéance ! Ensuite à quel supplice expose-t-il sa femme, s'il se marie. J'en ai connu qui se contentaient d'accuser leur femme d'une stérilité dont ils étaient seuls coupables, mais j'en ai connu aussi d'autres qui se sont suicidés après avoir eu la certitude qu'ils étaient l'unique cause de la solitude *in æternum* de leur foyer.

D'autre part, la *blennorragie chronique,* cette fameuse *goutte militaire* est éminemment contagieuse et peut être pour la femme « l'origine des pires catastrophes ». Que de jeunes femmes qui après s'être mariées en parfait état de santé deviennent malades rapidement après leur mariage ! Combien en ai-je vu de ces malheureuses victimes ? Si la plupart guérissent, celles qui languissent, qui restent plus ou moins longtemps souffrantes ne sont pas rares. Et il faut bien proclamer que la blennorragie communiquée à la femme peut non seulement déterminer chez elle des complications qui, guérissant n'en aboutissent pas moins à la stérilité, mais que souvent aussi, ces mêmes complications peuvent nécessiter des interventions chirurgicales, lesquelles, si elles ne causent pas la mort ne sont suivies de succès qu'au prix de la plus navrante mutilation.

Et le bilan néfaste de la blennorragie n'est pas encore complet ! *L'enfant* lui-même peut être atteint par la blennorragie. A l'heure actuelle encore, nombre d'enfants nés à la lumière, n'en jouissent pas longtemps, ils deviennent aveugles quelques jours après leur naissance de par le fait de la *blennorragie oculaire*, de *l'ophtalmie purulente* contractée en venant au monde. Que penser de l'homme qui, sachant cela, souillerait sa femme de la sorte et l'exposerait, ainsi que son enfant, à de tels dangers, à de telles infirmités !

Non, mille fois non, il ne faut pas rire de la blennorragie, mais tout faire pour ne pas la contracter et lorsqu'on en est atteint, la *faire soigner de suite* convenablement et non par des *charlatans*.

Syphilis. — La syphilis est la plus redoutable des affections vénériennes. Avec Fournier, je dis, elle est triplement nocive et pernicieuse, à savoir :

1° De par les dommages *individuels* qu'elle inflige au malade ;

2° De par les dommages *collectifs* dont elle frappe la famille ;

3° De par ses conséquences *héréditaires* (*quand elle n'est pas soignée comme elle doit l'être*) se traduisant, à ne parler que de l'une d'elles, par une effroyable mortalité infantile.

Relativement à la famille, la syphilis constitue un triple danger social. D'abord par la contamination de la femme et cela dans tous les milieux. La statistique des syphiligraphes les plus avertis, démontre que sur 100 femmes syphilitiques de la clientèle de la ville, il en est au moins 20 qui ont été *conjugalement* infectées. D'où bien souvent désunion, dissolution du mariage, séparations, divorces, conséquences bien naturelles de l'injure ainsi faite à la femme par le mari ; d'où encore *ruine matérielle* de la famille par la maladie, l'incapacité où la mort du mari.

Que dirais-je des conséquences héréditaires de la syphilis ! La syphilis est prodigieusement *meurtrière* pour l'enfant. Elle le tue, soit dans l'œuf, soit quelques jours, quelques semaines après sa naissance, soit dans un âge plus avancé. Et aujourd'hui, il est absolument démontré par des observations innombrables et irréfutables que la syphilis, de par ses conséquences héréditaires, constitue une cause d'abâtardissement, de dystrophie, de dégénérescence, pour l'espèce humaine.

Les éléments de la génération, aussi bien chez la femme que chez l'homme, éléments qui devraient être immortels, sont atteints à ce point que les êtres qui en résultent sont des êtres inférieurs, décadents, dystrophiés, déchus.

Déchus physiquement ; ils naissent chétifs, petits, rabougris, infantiles, valétudinaires : quelquefois paraissant bien formés, bien constitués, au moment de la naissance, ils deviennent rachitiques, contrefaits, bossus, etc.

Déchus psychiquement, constituant alors, suivant le degré de leur abaissement intellectuel, des arriérés, des simples, des déséquilibrés, des détraqués, des imbéciles, des idiots.

Quand j'aurai ajouté que la syphilis peut aussi faire des monstres, j'aurai complété sans trop le charger le tableau des méfaits de la syphilis au point de vue des conséquences héréditaires.

Tel est le *péril vénérien*, composé, ainsi que je viens de l'exposer rapidement, de deux grands types morbides. Heureusement *on peut les guérir*. C'est sans hésitation, et avec une joie indicible, que je puis écrire *aujourd'hui* ces quatre mots dont l'importance est immense.

Ma conviction s'appuie d'abord sur mon observation personnelle. L'expérience me permet d'affirmer que grâce à la thérapeutique nouvelle, des parents, *tous deux syphilitiques*, convenablement traités, peuvent engendrer des enfants sains.

D'autre part, tout récemment, à la Commission de prophylaxie des maladies vénériennes, siégeant au Ministère de l'hygiène, Commission renfermant les syphiligraphes les plus qualifiés et les plus avertis, il fut admis qu'on pouvait dire à l'heure actuelle autant que l'expérience acquise le permettait, que grâce aux nouveaux moyens thérapeutiques, scientifiquement appliqués, *la syphilis était guérissable*. Quand pourra-t-on écrire ces mots à propos de la tuberculose !

On peut donc, *on doit donc faire disparaître déjà* l'un des fléaux sociaux et non des moindres.

Il appartient à ceux qui nous gouvernent de prendre dès demain les mesures nécessaires et suffisantes pour obtenir cette victoire dont la réalisation sera si puissamment bienfaitrice.

Nécessité de l'éducation sexuelle.

Les observations et les réflexions de ma longue vie de citoyen et de puériculteur ont de plus en plus fait apparaître dans mon esprit la nécessité absolue de l'Éducation sexuelle pour la jeunesse. De par elle, la véritable civilisation existera. C'est l'éducation sexuelle, c'est cette éducation spéciale que nous réclamons, qui débordera la vie individuelle et assurera avec l'hérédité, le bien des générations successives ; elle est l'affaire de toute l'espèce, comme l'a dit H. Marion et la base même de l'Eugennétique. Jusqu'à présent on s'est efforcé de civiliser les instincts relatifs à la conservation de l'individu. On lui a appris plus ou moins bien, plutôt mal que bien, à ne pas trop manger et à ne pas trop boire, mais jusqu'alors on a tout à fait oublié de civiliser l'Instinct le plus dominateur, celui à qui est dévolu, et qui doit assurer, la pérennité de l'Espèce ! Ah oui, les éleveurs ont donné la preuve irrécusable de ce que l'on pouvait faire pour l'amélioration progressive des races, mais on n'a jamais encore pensé à faire pour l'espèce humaine ce qui se fait pour les races animales.

Qui sait, qui connaît les limites de la perfection que l'homme comporte !

L'individu meurt, mais il se survit, ou du moins doit se survivre dans ses enfants, et il doit leur léguer non amoindri, bien conservé, sinon accru, le capital biologique qu'il a lui-même reçu des ancêtres : capital plus précieux que toute fortune. Il faut donc impérieusement leur apprendre quelle en est la valeur. C'est alors seulement que par cette éducation, comme l'a dit si justement le grand éducateur H. Marion, chaque génération épargnera à la suivante autant que possible, un apprentissage hasardeux et lui léguera, accru de ce qu'elle aura pu y ajouter, le patrimoine de ses ancêtres.

Pour cela un programme spécial est absolument nécessaire dans les trois ordres d'enseignement. S'il ne m'appartient pas de le préciser, je crois bon cependant de formuler quelques idées générales à ce sujet.

Cet enseignement doit commencer à l'*École primaire*. Là doivent être données les premières notions qui peuvent faire comprendre à l'enfant ce qu'est *la Vie et la Mort*. Mais ce sera bien entendu de la Biologie embryonnaire, ou si l'on veut, rudimentaire. Naturellement il ne sera pas parlé de la vie et de la mort des animaux. Le règne végétal sera seul tout d'abord mis à contribution.

Le matériel d'instruction ne coûtera pas cher. Il est partout et sous la main de tous. Apprendre aux enfants ce que c'est qu'un grain de blé, un haricot ; ce que fait le cultivateur pour l'un et le jardinier pour l'autre ; ce qui doit être fait pour que tous les deux se conservent et se reproduisent. Quels commentaires, quels développements, quelles leçons de choses peuvent être prises dans ces deux thèmes si vulgaires ! Montrer et expliquer à l'enfant déjà ce qui assure la vie de l'individu et la continuation de l'espèce. Cela peut se faire, cela doit se faire et jusqu'à présent cela ne s'est pas fait et ne se fait pas ou ne se fait qu'exceptionnellement. A toute école primaire devra être assuré un jardin pour l'application et la réalisation de ce programme.

Là, instituteurs ou institutrices montreront par la culture des fraises ou des pommes de terre les différents modes de reproduction. Quelle chance si les fonctionnaires aiment les melons ! Avec quelles attractions les enfants apprendront et pourront voir le rôle des abeilles dans la fécondation.

Et déjà, pour les élèves se préparant au certificat d'études, les instituteurs ayant des ruches et ils sont nombreux, pourront et devront donner à ces enfants garçons et filles, des explications concernant ce qu'on appelle les mystères de la ruche, etc., etc... Dans la post-école, l'école prolongée, qui ne tardera pas j'espère à être instituée obligatoirement, devraient être développées les premières notions concernant la fonction de reproduction chez les animaux. De la Génétique on passera à l'Eugennétique. On leur parlera de la sélection de la semence en agriculture et de la sélection des animaux au point de vue de la perfection de la race et de l'amélioration de l'espèce.

Je répète que cet enseignement devra être donné aux jeunes filles comme aux jeunes garçons : la sainte ignorance n'est point la sainte innocence. Non, je ne blasphème pas contre l'amour, je l'éclaire. Il ne faut plus représenter l'amour avec un bandeau, mais avec un flambeau.

Dans *l'Enseignement secondaire*, je demande que dans les lycées de garçons, le chapitre de la fonction de reproduction chez les animaux et dans l'espèce humaine ne soit plus exclu et *à fortiori* qu'il en soit ainsi dans toutes les Facultés.

Tout ce qui précède est relatif à *l'Instruction sexuelle*, je veux sommairement dire ce que doit être *l'Education sexuelle*.

Toute éducation sexuelle doit être précédée de l'instruction sexuelle ainsi que nous l'avons envisagée ci-dessus. Pourvu de ces connaissances, c'est alors que fructueusement pourraient être envisagées et développées et comprises les notions morales, celles-là concernant également l'individu et l'Espèce aussi bien que la Société. Dans la première partie de cet exposé il a été donné un aperçu de ce qu'est le *péril vénérien*.

Au point de vue de ce danger individuel, le faire connaître est déjà un commencement de sauvegarde, de prophylaxie comme l'on dit. Mais cela ne suffit pas davantage que d'avoir montré la nécessité, pour tout individu qui en est atteint, de se faire soigner dès le début de la maladie, et proclamé avec conviction qu'on pouvait en guérir, de telle façon que la descendance ne pouvait plus en souffrir.

Assurément celui qui agira comme nous le demandons obéira déjà au sentiment du devoir individuel, exigeant le respect de soi-même en récupérant la dignité de son corps et en assurant la santé de sa descendance. Mais il y a plus et beaucoup plus, il y a d'autres responsabilités.

N'oublions pas que H. Marion a écrit cette phrase lapidaire : « le plus important est de développer dans le peuple le plus libre, le sentiment de la responsabilité » et j'ajouterai de l'honnêteté. Or, honnêteté vis-à-vis de lui-même et vis-à-vis de ses futurs enfants, l'homme qui, atteint d'une maladie vénérienne et le sachant, se fera convenablement soigner. Mais ne peut-il avant la guérison assumer d'autres responsabilités ? Hélas ! mille fois hélas ! certainement. Il peut la communiquer et la communique malheureusement trop souvent. Que fait alors cet homme ! il commet un acte criminel aussi bien que celui qui s'expose à procréer non guéri. Enfin, il est une autre responsabilité sur laquelle l'éducation sexuelle doit particulièrement insister. L'homme est et doit être déclaré responsable de tous ses actes. Or, il n'est pas d'*acte humain qui puisse engager autant et plus sa responsabilité que l'acte sexuel.* Cet acte est le plus important qu'il puisse accomplir, mais il ne sera sublime par excellence, que, quand l'homme l'accomplira en ayant envisagé toutes ses conséquences. Alors je lui dis, je lui crie : la femme n'est fertilisée que quand l'homme le veut. Combien d'hommes aujourd'hui pensent à cette conséquence ! Hommes mes frères, répondez ? Vous ne me répondez pas, mais je vous abjure de faire disparaître votre effroyable égoïsme et de songer aux malheureuses femmes et aux malheureux enfants qui ont été et sont condamnés aux pires souffrances physiques et morales de par ce fait que dans l'acte sexuel, l'homme n'a recherché que son plaisir, sans penser aux conséquences de son acte. Songez que dans notre état social, tout enfant dit Naturel est bien souvent nécessiteux, diminué et toujours malheureux.

LE ROLE DE L'ÉDUCATION POPULAIRE
DANS LA DÉFENSE
CONTRE LES MALADIES VÉNÉRIENNES

Par M. le professeur Léon Bernard,
Membre de l'Académie de Médecine.

Deux conceptions générales se partagent les esprits relativement à la prophylaxie des maladies vénériennes : l'une prétend élever contre celles-ci une barrière efficace en entourant le péril de mesures de caractère coercitif, portant sur les jeunes gens, sur les prostituées surtout, enfin sur des actes ou sur des faits qui jouent un rôle indirect dans la diffusion de ces maladies ; l'autre préfère faire appel à la raison et fonder à la fois sur la conscience du devoir et sur la connaissance du danger une propagande préservatrice.

En réalité, il n'y a pas à choisir entre ces deux conceptions, qui toutes deux renferment une part de vérité et une part d'illusions. Toutefois un légitime mouvement d'opinion tend de plus en plus à restreindre le champ de la coercition, illogique parfois, erronée souvent, inhumaine toujours, pour élargir celui de l'éducation, plus rationnelle, plus sûre, plus élevée.

Nous croyons à ces vertus de l'éducation parce qu'elle s'adresse à l'entendement, et que les facteurs psychologiques occupent une place prépondérante dans la propagation des maladies vénériennes. A cet égard on peut avancer que celles-ci se répandent dans le monde à la triple faveur d'un instinct physiologique dévié par les conditions sociales, d'un état des mœurs vicié par l'entrainement et les préjugés, enfin d'une ignorance profonde des caractères du mal, de ses modes de prévention et de traitement.

L'instinct physiologique, on ne saurait nier son existence ; prêcher la chasteté de manière absolue, apostolique pour ainsi dire, c'est aller au devant d'échecs de natures diverses, où la raillerie avantageuse des uns se rencontrera avec les inversions immorales des autres. La nature a voulu assurer la perpétuation des espèces en entourant l'acte de la procréation de sensations voluptueuses qui attirent les individus. Pour des raisons qu'il est aussi facile de saisir, qu'il serait oiseux de les analyser, il est arrivé que l'homme, surtout l'homme jeune de nos sociétés modernes, dont l'éveil des sens précède l'âge social du mariage, n'a plus eu en vue que le plaisir, délaissant la fin profonde et justificative de celui-ci, la reproduction.

La vie sociale, difficile et compliquée, que nous a faite le progrès de l'Humanité, a amené cette désharmonie entre l'instinct sexuel et les conditions normales dans lesquelles il devrait s'exercer pour accomplir sa fin, en même temps qu'elle a donné naissance à toutes les conditions anormales et conséquemment dangereuses où il trouve l'occasion de se satisfaire.

Les entraves au mariage ont engendré le commerce des sexes ; la prostitution, avec ses conséquences physiques et morales inéluctables, devait éclore d'une civilisation qui différait le mariage au-delà de l'âge nuptial.

En second lieu, si l'éducation sexuelle, dont le but est précisément de réglementer l'instinct sexuel, commence seulement à avoir droit de cité, par contre, l'entraînement des mœurs a jusqu'ici aisément eu raison d'une jeunesse abandonnée à toutes les invites dans le silence commandé par les préjugés. En effet, c'était comme une consigne implicite que l'interdiction de certains sujets : le rapprochement des sexes, fait fondamental de la nature et de la société, était banni à la fois des entretiens intimes de la famille, des conversations bienséantes du monde, et des leçons des maîtres. Sollicité par des aînés plus avertis, non mieux instruits d'ailleurs, échauffé par les images trompeuses de la littérature, énervé par le sourd et pressant appel de ses sens, où le jeune homme peut-il trouver un appui pour résister aux tentations ?

Et s'il a succombé, et que la maladie l'ait atteint, il devient à nouveau la victime d'un autre préjugé : la maladie est « honteuse »; on n'en doit pas parler; elle évoluera sans être dévoilée, sans être combattue, et aboutira aux pires désastres. Livré d'abord aux funestes conséquences de l'entraînement, l'homme est encore laissé sans défense aux terribles suites qui en dérivent. Et toujours la même cause explique ce double abandon : le silence, la conspiration du silence, une interprétation absurde de la morale voilant la raison.

Enfin l'ignorance, sous le même prétexte de la morale, est savamment entretenue, non seulement autour des risques de maladie, mais encore autour des caractères mêmes de la maladie. En dehors du monde médical, peu de gens connaissent les conditions dans lesquelles évolue et guérit la syphilis. Par contre, les charlatans parlent haut et fort et sont seuls à se faire entendre et lire. Tout à l'heure nous voyions le danger enveloppé de silence et en quelque sorte protégé par lui. Maintenant, c'est le mal, favorisé par l'ignorance, qui ne rencontre comme adversaires que des complices. La publicité trompeuse a trouvé la place libre; elle a exercé ses ravages là où des notions saines, largement diffusées, auraient protégé et sauvé.

Donc, déviation d'un instinct physiologique, entraînement des mœurs et des préjugés, ignorance et errements de l'esprit, voilà autant de facteurs psychologiques, de valeur considérable, du développement des maladies vénériennes. Sur les trois, l'éducation peut mordre de la façon la plus active, la plus décisive.

L'éducation sexuelle répond au premier de ces besoins. Il est vraiment impardonnable d'abandonner les jeunes gens aux sollicitations de leurs sens, sans leur faire connaître les conditions normales qui devraient présider à la satisfaction de cet instinct. Dans la famille, on apprend aux enfants à régler leur appétit et à discipliner leurs repas, comme à l'école on leur enseigne la constitution des organes digestifs et les règles de leur fonctionnement. Pour les organes sexuels, rien de semblable : une pudeur déplacée, la difficulté incontestable du sujet à traiter, expliquent, mais ne justifient pas la désertion des parents et la carence des pédagogues. D'excellents écrits ont été composés qui démontrent que le problème est loin d'être inabordable. Et c'est le devoir des chefs de famille comme des maîtres d'école de ne pas laisser ignorer aux jeunes gens cette partie de la physiologie qui renferme à la fois le plus haut mystère de la nature et l'une des fins les plus nobles de la vie de l'homme.

Cette éducation sexuelle vise du même coup à la prévention des risques, puisqu'elle enseignera la chasteté ou du moins le respect de l'acte sexuel, le mariage précoce, et à tout le moins, la prudence.

Mais il faut bien confesser qu'on ne peut espérer de ces leçons des résultats parfaits; elle devront être complétées par un enseignement d'un caractère plus pratiquement prophylactique, indiquant les procédés scientifiques qui permettent de de s'abriter du danger, aux jeunes gens qui ne sauront pas s'imposer l'abstinence. Combien de contaminations pourraient être évitées par la connaissance des moyens propres à écarter les risques d'un rapprochement suspect ? Au moins autant que la prédication de la vertu, la crainte de la syphilis éloignera d'ailleurs les jeunes gens des mauvaises sollicitations. Mais ce sentiment ne doit pas être inspiré de manière aveugle, mystique pour ainsi dire, il doit être fondé sur la connaissance raisonnée et précise du danger et des moyens de l'éviter.

Il n'est pas moins indispensable de répandre les notions acquises sur la curabilité absolue de la syphilis traitée précocement, sur la nécessité de dévoiler le mal dès son apparition, et de se confier à un médecin sérieux aussitôt que possible. Combien de syphilis graves se sont développées, grâce à la peur d'un aveu au médecin de la famille ? D'autres, par la crainte de je ne sais quelles sanctions au régiment ? Dans la famille, à l'école, à la caserne, partout, l'éducation doit combattre de pareils errements, dont la persistance aujourd'hui est un scandale pour l'intelligence humaine.

Un homme ne devrait plus parvenir à l'âge adulte sans avoir été averti des risques qu'il fait courir à la femme qu'il épousera, à l'enfant qu'il procréera, à tout l'édifice familial qu'il fondera, s'il n'arrive au mariage, sain, indemne des tares et des germes recueillis au cours d'une vie sexuelle mal conduite.

C'est l'école des hommes aujourd'hui qu'il faut écrire, qu'il faut instituer ; il la faut former dès la jeunesse et la poursuivre chez l'adulte. Tant que les sens appellent, l'éducation doit répondre. Et si nous insistons sur l'éducation de l'homme, ce n'est pas que nous voulions lui conférer un privilège. Avec d'autres directives, avec plus plus de discrétion et de mesure, les filles, les femmes aussi, doivent être instruites de ces matières.

L'enfance est l'âge normal de l'éducation : il n'est point besoin de démontrer la malléabilité du cerveau de l'enfant; à la condition d'employer les bonnes méthodes, on peut y faire tout pénétrer et y graver des empreintes indélébiles.

Mais l'adulte aussi est accessible à l'éduction. Sa réceptivité, est assurément moins grande, et surtout elle réclame d'autres méthodes ; l'esprit de l'adulte est plus avide de raisons, plus exigeant de preuves. Certes, ici, ni les unes ni les autres ne sont difficiles à avancer.

Nous sommes intimement convaincus de l'efficacité de la propagande éducative en matière d'hygiène. Dans le domaine de la tuberculose, nos amis américains de la Commission Rockefeller en ont fait une démonstration éclatante. En sachant utiliser d'heureux procédés, ils ont gagné les foules et répandu parmi elles des levains féconds, dont nous avons eu maintes fois l'occasion de vérifier chez des enfants, comme chez des adultes, la fermentation fructueuse ; des mentalités nouvelles ont pu être forgées. Pourquoi n'obtiendrait-on pas les mêmes résultats à l'endroit des maladies vénériennes ? Je sais bien qu'avec la tuberculose on prêche dans le sens de l'instinct naturel, qui est ici la peur de la maladie, tandis qu'avec les maladies vénériennes on agit dans le sens contraire à l'instinct, l'instinct sexuel ; mais c'est une raison de plus pour se servir de la peur, de la peur de la maladie, là aussi.

Tout nous conduit à affirmer que l'instruction populaire, commencée chez l'enfant, continuée chez l'adulte, en combinant l'éducation sexuelle, l'enseignement des règles de la prophylaxie et la lutte contre les charlatans, sera le meilleur moyen de discipliner l'instinct sexuel, d'améliorer les mœurs, et en définitive de combattre la propagation des maladies vénériennes.

LES MALADIES VÉNÉRIENNES
NE SONT PAS DES MALADIES HONTEUSES.
DU DANGER DE N'EN PAS PARLER.

Par M. le Dr Louis QUEYRAT
Médecin des Hôpitaux de Paris.

Si l'on veut établir une hiérarchie parmi les divers organes d'après leur importance, et constituer une sorte d'état nobiliaire, il est certain que ceux qui doivent occuper le haut de l'échelle, qui possèdent les titres les plus indiscutables à la suprématie, sont *ceux qui créent la vie* : ce sont les organes de la génération. Ainsi d'ailleurs le comprenaient les anciens chez qui ces organes étaient honorés et même déifiés.

Tout au contraire, dans la suite, sous l'influence de conceptions et de doctrines dont je ne veux pas discuter ici le mal fondé, les organes de la génération sont devenus tout à fait méprisables, que dis-je? *honteux*, et les maladies dont ils étaient atteints ont pris le nom de *maladies honteuses*. Ce regrettable préjugé a eu les conséquences les plus fâcheuses. Il a nui tout d'abord à la bonne hygiène, à la propreté de la région génitale et l'on sait que souvent la maladie a pour point de départ une inobservance de l'hygiène locale. J'ai eu à intervenir moi-même il y a quelques années pour une de mes jeunes clientes, atteinte d'une abondante leucorrhée, et qui ne pouvait prendre aucun soin de propreté, indispensable cependant, de sa zone génitale, parce que dans l'établissement où elle était élevée, il était considéré comme immoral de se livrer à de telles pratiques ! Je crois avoir été un des premiers, sinon le premier, à faire campagne, dès 1899 (*Presse Médicale. L'examen et l'interrogatoire des vénériens*), contre ces appellations péjoratives dont les répercussions sont beaucoup plus importantes qu'on ne pourrait l'imaginer de prime abord.

Une des plus graves, c'est que l'on n'ose pas parler aux jeunes gens du péril vénérien et qu'on les laisse s'exposer, dès que s'éveille en eux l'appétit sexuel, aux pires catastrophes. Ils s'embarquent imprudemment sur le fleuve du Tendre et ils reviennent de leur voyage avec la gonococcie ou la syphilis, quelquefois les deux !

« Si j'avais su ! si on m'avait averti ! » sanglotait dans mon cabinet un pauvre lycéen qui, d'une première aventure, avait rapporté la gale, des poux et la syphilis ! Evidemment, il faut de toute nécessité les instruire, les prémunir et, si, malgré les avertissements et les conseils, ils s'exposent, ils n'auront du moins à s'en prendre qu'à eux-mêmes. Les médecins ont le devoir d'insister auprès des parents pour que cette instruction préventive soit donnée aux jeunes gens, lorsqu'ils atteignent l'âge de seize à dix-sept ans.

Une des meilleures manières de faire leur éducation à ce point de vue, est de les conduire, à l'âge que je viens d'indiquer, dans un musée de vénéréologie comme celui de Cochin, mieux documenté à ce point de vue que celui de Saint-Louis. Là on leur fait une petite conférence élémentaire sur les différentes maladies vénériennes et les conséquences qu'elles peuvent avoir dans le présent et l'avenir du jeune homme qui les contracte. On leur dit que la continence n'est ni chose ridicule, ni chose difficile à réaliser et qu'à la condition de se marier jeunes — vers vingt-deux ou vingt-trois ans — ils peuvent très bien rester chastes jusqu'au moment de leur mariage et qu'ainsi tout sera pour le mieux dans le meilleur des ménages.

Pendant les vingt-quatre ans où j'ai été chef de service à l'hôpital Cochin-Ricord, j'ai fait, à maintes reprises, ce petit cours d'éducation prophylactique aux jeunes gens qu'à ma demande m'adressaient les familles amies ou celles de mes clients, et ces démonstrations préventives ont eu presque toujours de très heureux résultats. Plusieurs de mes auditeurs, aujourd'hui âgés et pères de famille, m'ont dit quelle crainte salutaire leur avait inspirée cette leçon de choses, avec moulages à l'appui, et que souvent, à l'heure de la tentation, l'évocation rétinienne de l'image pathologique les avait arrêtés sur la pente en bas de laquelle ils auraient peut-être rencontré la dangereuse infection...

Lorsqu'on est loin d'un grand centre ou d'un musée vénéréologique, on peut illustrer ses démonstrations et ses conseils à l'aide des planches et des gravures que l'on trouvera en grand nombre dans les divers traités de dermato-vénéréologie ; c'est certainement moins éloquent, moins « vivant » que les moulages dont j'ai parlé mais cela suffit cependant pour donner une idée assez impressionnante des maux que l'on peut et que l'on doit s'épargner.

Une autre raison qu'il y a à familiariser les jeunes gens avec l'idée, la nature et le traitement des maladies vénériennes, c'est que lorsqu'ils s'en trouvent atteints, persuadés en raison des préjugés modernes, qu'il s'agit de maladies honteuses, inavouables, ils n'osent pas en parler à leurs parents, pas même non plus au médecin de famille et c'est à un pharmacien ou à un médecin de la quatrième page des journaux qu'ils ont recours : de là des retards ou de mauvaises directives dans le diagnostic et le traitement qui ont trop souvent pour conséquence l'incurabilité de la maladie.

On me dira : d'accord, on peut parler à la rigueur du péril vénérien aux jeunes gens, mais les jeunes filles ? A elles aussi il est utile, je dirais même nécessaire d'en parler. Si les jeunes filles, si les jeunes femmes étaient plus instruites du danger des maladies vénériennes, combien de souffrances, combien d'infirmités, combien de catastrophes leur seraient épargnées !

Comment aborder un tel sujet sans risquer de froisser leurs susceptibilités ? Je dirai d'abord que beaucoup d'entre elles ont été infirmières et par conséquent à même d'entendre et de comprendre des paroles scientifiques. La science, d'ailleurs, n'a jamais rien eu ni de choquant, ni d'immoral et *le Printemps* de Gounod, chanté par une voix prenante, est bien plus dangereux que la lecture d'un Traité d'Anatomie et d'un Traité de Physiologie réunis. Mais admettons les susceptibilités ; il est bien facile, tout en les respectant, d'instruire les jeunes filles des dangers de la syphilis, par exemple. En effet, actuellement, nombre de jeunes filles — de tous rangs — suivent des cours pour devenir infirmières visiteuses, infirmières scolaires ; elles s'occupent d'œuvres de l'enfance, de crèches, de consultations de nourrissons. Elles doivent forcément se heurter à des enfants hérédo-syphilitiques qui peuvent présenter pour elles des risques de contagion ; il est donc indispensable qu'elles sachent ce que c'est que la syphilis. On leur en décrit le microbe, on le leur montre au microscope ; on leur décrit les lésions de la syphilis héréditaire, on leur dit l'intérêt qu'il y a à la diagnostiquer, les véritables résurrections que l'on obtient par un traitement appliqué en temps opportun et avec la méthode voulue. De là on passe aux autres cas de syphilis accidentelle : syphilis du médecin, de la sage-femme, de la nourrice, syphilis vaccinale, syphilis des souffleurs de verre etc., tant et si bien que sans sortir de la correction la plus rigoureuse on décrit complètement les lésions de la syphilis, son évolution, ses risques, son traitement. On a instruit la jeune fille, on l'a mise en garde contre le danger : c'est ce qui importe, et elle a de plus appris à entendre prononcer le mot de syphilis sans se croire obligée de se voiler la face.

J'ai cru devoir esquisser ce schéma d'une conférence à faire à des jeunes filles sur la syphilis, parce que le sujet pourrait paraître *a priori* un peu délicat à traiter et que cette conférence on me l'a demandée et je l'ai faite, ainsi comprise, devant un auditoire assez nombreux. Or non seulement elle n'a froissé personne mais plusieurs mères qui y assistaient, non sans un peu d'inquiétude, tout d'abord, sont venues ensuite me remercier avec effusion de la correction absolue qui avait été gardée dans les termes employés, dans la façon dont la conférence avait été présentée et aussi des notions importantes acquises par le jeune auditoire.

Il résulte de tout ceci qu'on peut, tout aussi bien devant des jeunes filles que devant des jeunes gens, parler des dangers des maladies vénériennes : tout est dans la manière. Il faut que nous arrivions progressivement à cette conception des pays scandinaves à savoir qu'on peut causer de la syphilis et de la blennorragie, tout aussi ouvertement, et sans plus de mystère que de la rougeole ou de la fièvre typhoïde. Il faut remarquer d'ailleurs qu'on peut dans un contact sexuel contracter la grippe, les oreillons, la tuberculose, tout aussi bien que la syphilis ou la gonococcie. Pourquoi réserver exclusivement à ces dernières le nom de maladies « honteuses » ? Cela est d'autant plus injuste qu'étant donné le nombre considérable des syphilis héréditaires et des syphilis accidentelles, on a pu dire, à juste titre, que la syphilis était la moins vénérienne des maladies.

Dans l'intérêt de la morale, de l'hygiène, de la prophylaxie, supprimons donc ce mot détestable de *maladies honteuses*. On a tout à y gagner. Je me plais à reconnaître d'ailleurs qu'à ce point de vue de notables progrès ont été réalisés dans ces dernières années. La vérité est en marche !

DEUXIÈME PARTIE

FRÉQUENCE DE LA BLENNORRAGIE, SA GRAVITÉ, SON IMPORTANCE SOCIALE

Par M. le Dr JULES JANET.

La blennorragie est une maladie des plus fréquentes, *la plus fréquente* peut-être des maladies. Elle s'attaque à tous les âges et aux deux sexes ; les enfants n'en sont eux-mêmes pas exempts, soit qu'ils la contractent au moment de la naissance sous forme de conjonctivite, soit qu'ils soient contaminés plus tard par des linges ou des vases malpropres utilisés auparavant par des personnes malades, parents ou domestiques.

A un âge plus avancé, ces contaminations accidentelles deviennent très exceptionnelles. c'est par les rapports sexuels, quelle que soit leur nature, que la maladie se transmet.

Une statistique exacte relative à la fréquence de la blennorragie est impossible à établir, il faut se contenter d'une simple approximation à ce sujet. On dit que 80 °/₀ des hommes ont eu ou ont la blennorragie, cela doit être à peu près exact. Il est, somme toute, relativement rare qu'un jeune homme arrive à se marier, sans avoir eu au préalable une ou même plusieurs atteintes de la blennorragie.

Cette proportion doit évidemment varier suivant les milieux sociaux, malheureusement la dernière guerre s'est chargée d'équilibrer toutes les chances à ce point de vue.

Une autre notion assez répandue et à peu près exacte prétend qu'il y a en Europe 3 blennorragies pour 1 cas de syphilis. Si la proportion de 80 °/. pour les blennorragiques est vraie, cela donnerait pour la syphilis une proportion de 27 °/. chiffre qui semble en effet n'être pas excessif.

Il est intéressant de constater que cette proportion est inverse chez les Arabes qui passent pour présenter 3 cas de syphilis pour un cas de blennorragie. Cela tient probablement à la crainte superstiticuse que leur inspirent les femmes au moment de leurs règles (époque la plus favorable pour la contamination blennorragique), à leurs ablutions rituelles après les rapports et peut-être aussi au fait qu'ils sont circoncis. Ces trois conditions représentent d'excellentes mesures prophylactiques contre la blennorrhagie.

Les femmes prostituées ont toutes la blennorragie d'une façon à peu près permanente, mais grâce à l'état de vaccination que leur confère leur infection journalière par le gonocoque, elles deviennent de moins en moins dangereuses au fur et à mesure qu'elles prennent de l'âge. Elles arrivent à tolérer si bien le gonocoque qu'on a beaucoup de peine à le retrouver chez elles, car il ne provoque plus aucune réaction visible. Seul le microscope peut révéler la présence de ces gonocoques latents et discrets, plusieurs examens sont même souvent nécessaires pour arriver à les dépister. Le meilleur moment pour faire cette recherche c'est le jour qui suit la fin des règles. Ces microbes peu nombreux et faciles à balayer par le moindre lavage sont fort peu contagieux, ils ne le deviennent qu'à l'approche des règles et surtout après celles-ci ; entre les règles les sécrétions utérines sont tellement épaisses et gluantes qu'elles abandonnent difficilement leurs gonocoques, alors qu'après celles-ci, elles deviennent beaucoup plus fluides, ce qui les rend beaucoup plus contagieuses. Cet état idéal de vaccination des prostituées qui leur permet de ne conserver que quelques gonocoques peu actifs avec un aspect de santé parfaite ne s'obtient que par une longue pratique, que j'évalue à peu près à une dizaine d'années, qui ne sont pas exemptes de risques.

Pendant leurs premières années d'exercice, elles sont perpétuellement en état de blennorragie aiguë ou subaiguë, elles passent pendant cette période la plus grande partie de leur existence dans les hôpitaux, pour y soigner les complications de leur affection. Beaucoup d'entre elles subissent de ce fait de graves opérations, quelques-unes en meurent, mais les survivantes arrivent peu à peu à l'état de vaccination rêvé.

Comment établir la fréquence de la blennorragie dans les ménages réguliers ou irréguliers? je n'ose proposer un chiffre, il serait différent suivant la classe sociale envisagée, beaucoup plus élevé dans la classe ouvrière où les soins et la vérification de la guérison sont à peu près illusoires, un peu moins élevé dans la classe bourgeoise, mais malheureusement toujours très important, d'autant plus qu'il faut savoir que les jeunes époux ne sont pas seulement dangereux par leurs gonocoques, mais aussi par les microbes secondaires qui leur succèdent, après la guérison de la blennorragie. J'ai vu des salpingites survenir chez des jeunes femmes dont le mari était absolument indemne de gonocoques, mais possédait dans un suintement peu important des microbes secondaires, coques ou bacilles divers. Pour avoir une femme saine, il faut être soi-même rigoureusement sain au point de vue urétral.

La gravité de la blennorragie dépend principalement du traitement qui lui est appliqué. Il est évident que les malades qui savent demander secours assez tôt, dès l'apparition de la première goutte et qui bénéficient des avantages du traitement abortif de la blennorragie, n'en éprouvent guère d'inconvénients; ils sortent de leur blennorragie à peu près sans dommage; il semble que leur urètre n'en conserve aucune trace. Je rappellerai ici très sommairement les règles du traitement abortif qui m'a donné les meilleurs résultats, plus de 50 % de succès : 2 injections urétrales de 5 à 7 centimètres cubes par jour, pendant trois jours, d'argyrol fraichement dissous à 20 % et 10 % alternativement, 5 % en cas de trop grande irritation. Ces injections sont gardées cinq minutes, en laissant pendant ce temps-là la solution filtrer lentement à travers le méat, pour que la partie comprimée entre les doigts ne soit pas privée de l'action du médicament. Les malades doivent se retenir d'uriner le plus longtemps possible après l'injection.

Ceux-là même qui viennent trop tard pour profiter du traitement abortif, mais qui sont immédiatement et correctement traités par les lavages s'en tirent encore à peu près indemnes. Rappelons encore ici en quelques mots les principales règles de ce traitement : Lavages sans sonde de 1 litre de l'urètre antérieur, en cas de blennorragie antérieure, de tout l'urètre et de la vessie, en cas de blennorragie totale, avec des solutions inversement proportionnelles comme doses au degré de l'inflammation de 0 gr. 05 à 0 gr. 25 %, 0 gr. 30 à 0 gr. 35 % dans les cas qui se prolongent. Les lavages sont continués jusqu'à apparence absolue de guérison se maintenant pendant trois jours de suite ; la guérison est vérifiée ensuite par deux intervalles de trente-six heures, puis un intervalle de quarante-huit heures, deux si cela semble nécessaire, puis par une suspension de lavage de cinq jours, au bout desquels on fait faire l'épreuve de bière (trois verres de bière le soir avant de se coucher).

Ainsi traités et vérifiés, ces malades guérissent bien et sans aucune suite fâcheuse, néanmoins leur urètre a été légèrement modifié, car ils ont plus de tendance que les précédents à faire ultérieurement des poussées d'urétrite simple. Le grand avantage de ce traitement consiste dans la suppression presque absolue de toute chance de complications : les épididymites en cours de traitement sont d'une rareté extrême, le rhumatisme blennorragique ne se montre jamais, seules les prostatites ne peuvent être évitées, mais elles guérissent bien et ne laissent en général par de traces.

Mais ceux que l'on laisse couler, sous le fallacieux prétexte de faciliter leur traitement ; ceux que l'on soigne à bâtons rompus avec des balsamiques et des injections variées plus ou moins caustiques : ceux que l'on soigne d'une manière illogique, en traitant par exemple l'urètre antérieur seul quand l'urètre postérieur est pris ; ceux enfin que l'on continue à traiter indéfiniment, parce que l'on n'a pas su reconnaître le moment précis de la disparition des gonocoques, poursuivant ainsi à coups de lavages l'écoulement irritatif produit par ces lavages eux-mêmes ; ou au contraire ceux chez lesquels on arrête trop tôt les lavages, en laissant ainsi les gonocoques repulluler et reprendre de la vigueur, tous ces malades-là ont en général un triste avenir : leur épithélium cylindrique si précieux, qui à l'état normal s'oppose d'une façon absolue, par ses puissantes qualités phagocytaires, à la pénétration dans l'urètre des microbes vulgaires qui peuplent l'épithélium plat de la fosse naviculaire, est détruit par places et remplacé définitivement par des zones d'épithélium plat, dur, sec, éminemment infectable par les microbes secondaires auxquels il sert de drain pour les conduire de la fosse naviculaire dans les parties profondes de l'urètre, entretenant des urétrites chroniques rebelles à tout traitement.

La sous-muqueuse elle-même n'est pas épargnée, ses reliquats inflammatoires s'organisent en infiltrations molles, puis dures qui conduisent aux rétrécissements urétraux, affection actuellement incurable, qui condamne les malades à se faire dilater pendant toute leur existence. Ces dilatations sont fréquemment l'occasion d'infection de la vessie par le coli-bacille ou le staphylocoque ; cette infection urinaire peut atteindre les reins et mettre en jeu l'existence même du malade.

Mais la principale gravité de la blennorragie réside dans les complications, fréquentes et graves par leurs conséquences tardives qui accompagnent presque toujours les blennorragies mal soignées : épididymites qui conduisent à la stérilité ; prostatites qui s'abcèdent et modifient d'une façon plus ou moins définitive la composition chimique du sperme, rendant ainsi la fécondation très difficile ou impossible ; rhumatismes qui ankylosent les articulations pour la vie entière ; conjonctivites qui rendent aveugle ; endocardites qui tuent.

Chez les femmes, les métrites se compliquent bien souvent d'annexites qui les condamnent à la chaise longue pendant la meilleure partie de leur existence, jusqu'à ce qu'elles se décident à se faire opérer, perdant ainsi le peu de chance qu'elles pouvaient avoir encore d'avoir des enfants. On peut dire que les trois quarts des affections gynécologiques et des morts qu'elles provoquent sont dus à la blennorragie.

La blennorragie est loin d'être une maladie négligeable au point de vue social, elle doit prendre rang parmi les grands fléaux sociaux : syphilis, tuberculose, cancer, qu'elle égale en importance ; si elle tue assez rarement les hommes, elle tue fréquemment les femmes ; en tous cas elle constitue un très sérieux obstacle à la reproduction. Cette cause vient s'ajouter d'une façon néfaste à la restriction volontaire de la procréation pour dépeupler la France.

CONSÉQUENCES DE LA BLENNORRAGIE
CHEZ L'HOMME ET CHEZ LA FEMME

Par M. le professeur agrégé Marion.

La blennorragie *rapidement traitée, bien traitée et rapidement guérie* est ENNUYEUSE. Si par suite de *défaut de traitement, de mauvais traitement* ou de *traitement insuffisant* la blennorragie se complique ou se prolonge, SES CONSÉQUENCES DEVIENNENT TRÈS SÉRIEUSES et parfois fort graves aussi bien chez la femme que chez l'homme.

Les accidents chez l'homme portent sur les organes génitaux et l'appareil urinaire, chez la femme ils atteignent surtout l'appareil génital.

I. — Conséquences de la blennorragie chez l'homme.

A. — ACCIDENTS PORTANT SUR L'APPAREIL GÉNITAL

1° Au cours d'une blennorragie, par suite généralement d'un traitement défectueux, il n'est pas rare de voir apparaître des envies d'uriner plus fréquentes qu'elles n'étaient auparavant, de la pesanteur au périnée, des douleurs à la miction et parfois même de l'impossibilité d'uriner. La blennorragie s'est compliquée d'une PROSTATITE AIGUË.

Cette prostatite peut guérir par un traitement convenable nécessitant parfois une intervention; mais dans d'autres cas elle peut avoir les résultats les plus désastreux à toutes sortes de points de vue.

Que cette prostatite vienne à *suppurer*, il faudra l'*inciser*. Cette incision peut-être suivie de guérison, mais parfois également, par suite d'un petit abcès qui aura été négligé dans la profondeur, elle peut-être suivie d'une FISTULE PURULENTE ou d'une FISTULE URINAIRE des plus difficiles à guérir et qui peut persister pendant plusieurs années et même toujours, ou nécessiter des *interventions multiples et parfois inefficaces*.

Plus grave encore est l'ouverture d'un abcès prostatique au niveau du rectum, car cette ouverture peut entrainer la constitution d'une FISTULE URÉTRO-RECTALE qui permettra à l'urine de passer au niveau du rectum, aux gaz et aux matières de passer par l'urètre, déterminant des infections extrêmement sérieuses. Cette fistule est encore une fistule difficile à guérir et *nécessitant pour se tarir des interventions difficiles*, délicates et dangereuses.

Sans que la prostatite aiguë détermine de semblables accidents, elle peut être suivie par suite de la destruction des lobes prostatiques d'une IMPUISSANCE relative ou plus ou moins complète, et cela dans un avenir très proche. Que pour produire cette impuissance des phénomènes de neurasthénie génitale aient leur part, cela est certain, mais il est non moins certain que la destruction seule des lobes prostatiques produit un affaiblissement de la virilité et cela de façon définitive.

Enfin cette prostatite aiguë, même sans suppurer, peut passer et même en réalité *passe très souvent* à L'ÉTAT CHRONIQUE, déterminant des phénomènes douloureux au niveau du fondement, au niveau du périnée, entretenant un suintement urétral indéfini, créant pour le malade un état de nervosité tout à fait particulière qui mène à la neurasthénie et encore à l'impuissance. Ces troubles sont parfois extrêmement difficiles à guérir et demandent de la part du malade comme de la part du médecin une patience sans bornes.

Il faut donc considérer cette prostatite au cours de la blennorragie comme une complication des plus graves et qui peut entraîner pour le malade des conséquences des plus pénibles pendant une longue période de son existence, sinon pendant toute son existence.

2° A la prostatite s'ajoute souvent de la VÉSICULITE, vésiculite qui, elle, passera plus souvent inaperçue mais qui n'en existe pas moins, qui est la cause également de ces urétrites chroniques à gonocoques dont rien ne peut débarrasser les malades, qui souvent provoquent des douleurs encore plus vives que la prostatite chronique du côté du rectum et amènent également les malades à un état d'asthénie et d'impuissance complètes.

3° Au cours de la blennorragie aiguë, sous l'influence surtout d'une fatigue ou d'un traitement un peu trop énergique, on voit fréquemment apparaître des ORCHITES. L'orchite unilatérale est pénible, douloureuse et elle entraîne généralement *l'oblitération de l'épididyme*, et aboutit pour ce côté à l'exclusion du testicule. Mais lorsque l'orchite, comme cela arrive assez souvent, devient *bilatérale*, non seulement il s'agit d'une affection passagère, douloureuse, mais il s'agit alors d'une affection sérieuse puisqu'elle entraîne pour le malade à peu près certainement l'INFÉCONDITÉ. Par suite de l'oblitération de l'épididyme, conséquence de l'inflammation de cet organe, les deux testicules se trouvant exclus ne peuvent plus fournir de spermatozoïdes et les malades sont et restent définitivement inféconds.

Exceptionnellement par une intervention on pourra rendre la fécondité par un abouchement du canal déférent au testicule lui-même. Ce sont des opératione trop aléatoires pour qu'on ne considère pas une épididymite blennorragique double comme une affection de conséquences tout à fait sérieuses pour un individu, car cette infécondité est en réalité un *obstacle au mariage* et il n'est pas de médecin qui puisse conseiller le mariage à un malade chez lequel on aura constaté l'absence de spermatozoïdes dans le sperme.

Telles sont les conséquences fréquentes de la blennorragie mal traitée sur l'appareil génital de l'homme. Exceptionnellement ces conséquences entraînent la *mort* d'un sujet ; elles ne peuvent l'entraîner qu'au cas de COMPLICATIONS SEPTIQUES parties d'une prostatite suppurée en particulier.

B. — ACCIDENTS PORTANT SUR L'APPAREIL URINAIRE

1° Les complications de la blennorragie sur les voies urinaires de l'homme présentent des conséquences parfois plus terribles. La plus fréquente de ces complications est le RÉTRÉCISSEMENT DE L'URÈTRE, rétrécissement qui se produit en général après un nombre assez grand d'années, 4, 5, 6 ans et même beaucoup plus. Tel malade qui a eu une blennorragie à l'âge de 20 ans ne vient se plaindre d'un rétrécissement qu'à l'âge de 40 ou 50 ans. Mais qu'elle que soit l'évolution de ce rétrécissement il n'en garde pas moins toute sa gravité.

Cette gravité est le fait de facteurs multiples. Le rétrécissement à lui seul constitue déjà un inconvénient terrible pour le malade. *Tout rétrécissement doit être dilaté à époques souvent extrêmement rapprochées ;* s'il est des rétrécissements qui se maintiennent dilatés pendant des années sans qu'on ait besoin de les revoir, il en est d'autres qui nécessitent plusieurs fois par an, des passages de bougies, de Béniqués, sous peine de s'accentuer de façon rapide et de produire les complications que nous énumèrerons dans un instant. Quelquefois ces rétrécissements sont de telle constitution qu'ils nécessitent non plus seulement des dilatations mais des *opérations* telle que l'urétrotomie interne, l'urétrotomie externe ou la résection. Il faut bien reconnaître que si dans la majorité des cas ces opérations sont suivies d'un résultat efficace et sont en général bénignes, dans d'autres cas, exceptionnels il est vrai, ces opérations peuvent par suite de l'infection qui existe chez la plupart des malades atteints de rétrécissement être suivies de complications septiques susceptibles d'entraîner la mort.

2° Gênant la miction, le rétrécissement provoque à la longue en arrière de lui des *dilatations de la vessie*, parfois des *dila-*

tations des uretères et même des *reins* qui favorisent l'infection de ces organes, infection sur laquelle nous reviendrons dans un instant.

3° Ce rétrécissement est d'autre part l'origine d'ACCIDENTS INFECTIEUX FRÉQUENTS qui prennent naissance immédiatement en arrière de lui. Dans les cas les plus bénins il s'agit de suppuration localisée autour de l'urètre, TUMEUR URINEUSE, ABCÈS URINEUX qui nécessitent une intervention pour mettre fin aux accidents de suppuration. Dans la majorité des cas cette intervention est suivie de succès et, à condition que le rétrécissement disparaisse, on voit les malades guérir et bien guérir. Mais dans bien des cas, malgré l'intervention la mieux faite, à la suite de ces abcès il peut persister une FISTULE URINAIRE au niveau du pé..née, au niveau de la verge, fistule qui demandera de nouvelles interventions pour être guérie.

Mais que l'agent infectieux soit plus virulent, au lieu d'une suppuration à évolution subaiguë ou aiguë, mais localisée, nous allons voir se déclarer une infection locale et générale *de la plus haute gravité*. C'est ce que nous appelons l'INFILTRATION D'URINE. Cette infiltration d'urine peut conduire à la mort en quelques jours par *septicémie générale*, surtout si l'individu n'est pas particulièrement résistant. Mais même au cas où l'état général résiste à cette infection localisée, l'infiltration d'urine détermine des *mutilations graves*, définitives des bourses, de la verge. On voit des verges perdre presque complètement leur revêtement cutané et se recouvrir d'une couche cicatricielle qui gênera considérablement la fonction de l'érection. Très souvent des fistules multiples se sont produites également au niveau de la verge, qui nécessiteront des interventions multiples et sérieuses, des bourses, qui resteront cicatricielles, de même que tous les tissus environnants.

En somme il s'agit là d'une infection de la plus haute gravité dont est responsable un rétrécissement parfois ignoré auquel a abouti une blennorragie mal traitée ou insuffisamment traitée.

4° Nous disions tout à l'heure à propos des rétrécissements

que ceux-ci par l'obstacle qu'ils constituaient sur les voies urinaires nécessitaient de la part de la vessie chargée d'évacuer
l'urine des efforts constants, aboutissant après un temps plus
ou moins long à la distension de cette vessie ; puis, de la vessie, la distension s'étend à l'uretère et au rein. Cette dilatation de toutes les voies urinaires disparaît assez rapidement
lorsque le rétrécissement est libéré, mais lorsqu'il s'y joint
des phénomènes d'infection, la dilatation des voies urinaires
qui n'était qu'ennuyeuse devient véritablement très sérieuse.
La cystite des rétrécis est une des cystites parfois les plus
rebelles et l'on voit de ces vessies qui présentent seulement
une infection banale, mais une infection chronique prolongée,
se modifier tellement dans leur constitution que toute thérapeutique devient complètement inefficace ; ce sont des vessies
sclérosées qui n'ont plus leur capacité normale et dans lesquelles s'éternise une infection que rien ne peut faire disparaître. Par suite de la *rétraction scléreuse* des parois et du
tissu péri-vésical qui succède à la dilatation première et à
l'infection consécutive, la capacité diminue dans des proportions considérables. Les mictions sont alors incessantes, et
quel que soit le traitement que l'on puisse faire chez de tels
sujets on obtiendra parfois une désinfection relative de l'organe,
on n'obtiendra pas d'amélioration dans le fonctionnement de
celui-ci et les malades continueront à uriner extrêmement
fréquemment.

5° La dilatation et l'infection des voies urinaires supérieures,
c'est-à-dire de l'uretère et des reins, présentent encore une
gravité bien plus grande lorsqu'il s'agit de pyélonéphrite.
Celle-ci peut être *aiguë* et survenir au cours d'une blennorragie aiguë. A ce moment elle est le plus souvent passagère
et si, exceptionnellement elle met la vie en danger, le plus
souvent elle rétrocède spontanément et finit par guérir sans
dommage pour le malade.

Il n'en est plus de même lorsqu'il y a eu distension de
l'uretère et du rein, comme cela a lieu à la suite du rétrécissement. Dans ces cas la désinfection n'est plus possible, la

SUPPURATION DES REINS ET DES BASSINETS devient CHRONIQUE ; il se développe des lésions de néphrite suppurée qui aboutissent progressivement à des altérations considérables du parenchyme rénal et bientôt à un fonctionnement extrêmement défectueux de ces organes essentiels que sont les reins.

Il faut donc considérer l'évolution d'une pyélonéphrite consécutive à un rétrécissement blennorragique de l'urètre comme une chose des plus graves pour le malade qui en est atteint. Sa vie ne se sera jamais qu'une vie d'infirme auquel seront interdites toute existence active, toute alimentation ordinaire ; il devra toujours suivre un régime des plus stricts, une hygiène des plus rigoureuses sous peine de voir apparaître des accidents des plus graves d'insuffisance rénale, en un mot d'urémie.

II. — Conséquences de la blennorragie chez la femme.

Chez la femme les conséquences de la blennorragie sont surtout d'ordre génital.

1° La blennorragie peut se localiser tout d'abord aux glandes qui entourent la vulve et dont les plus considérables sont les glandes de Bartholin. Elles peuvent y déterminer une infection chronique qui entretiendra chez la femme la blennorragie ; mais elles peuvent y déterminer également des infections aiguës avec suppuration très douloureuses, nécessitant des interventions : incisions, curettage. Parfois ces suppurations, sans être extrêmement aiguës, seront extrêmement récidivantes et provoqueront la formation régulière de poussées inflammatoires du côté de la vulve qui ne pourront céder qu'à l'ouverture large de la glande enflammée et à l'extirpation la plus complète possible de sa paroi.

2° Une autre conséquence très fréquente est la MÉTRITE, aiguë d'abord, chronique ensuite. Cette métrite aiguë, qui se caractérise par des douleurs extrêmement violentes, une réaction péritonéale avec vomissements simulant la péritonite, des métrorragies, et sans que l'on trouve à l'exploration quoi que ce soit dans les cul-de-sacs, n'est pas par elle-même très grave, mais elle est la plupart du temps suivie de l'évolution d'une MÉTRITE CHRONIQUE extrêmement prolongée parfois, et parfois également très rebelle au traitement.

Elle nécessitera des soins très prolongés, des pansements, des dilatations, parfois des curettages, mais en tous cas pendant longtemps elle peut interdire la maternité.

3° Bien plus graves sont les conséquences de la blennorragie lorsque celle-ci frappe les trompes. Les SALPINGITES ou inflammation des trompes, ou les salpingo-ovarites, inflammation des trompes et des ovaires, sont en effet non seulement très douloureuses, mais en même temps parfois extrêmement dangereuses.

Ces salpingites, même au mieux, nécessiteront pour guérir un repos absolu et prolongé au lit. Ce n'est qu'à force de précautions qu'au bout de plusieurs semaines, parfois de plusieurs mois on verra les malades guérir, pouvoir reprendre leur existence. Mais bien souvent la malade qui au sortir de son lit se trouvait complètement guérie, après quelques semaines de fatigue va être reprise de douleurs, de fièvre, et l'on verra de nouveau une salpingite mal éteinte se rallumer et nécessiter un nouveau traitement par le repos, plus prolongé encore si l'on veut aboutir à la guérison.

Plus souvent encore cette guérison n'est pas obtenue, ni après la première poussée de salpingite, ni surtout lorsque les salpingites ont subi une série de poussées, et on se voit dans la nécessité de *supprimer des organes inutiles, douloureux, dangereux* et de *transformer une jeune femme pleine de vie en une femme ayant perdu la fonction régulatrice de son organisme,* l'ovulation et les règles, et de provoquer chez elle une ménopause précoce, suivie trop souvent d'accidents de nervosisme d'ordre varié, mais qui font d'elle trop souvent une *véritable infirme.*

4° Trop souvent encore la salpingite, que nous avons supposé jusque là localisée, prend une allure beaucoup plus aiguë et l'infection ne reste plus seulement localisée aux trompes ou aux ovaires, mais se diffuse au niveau du péritoine, soit qu'une goutte septique ait passé de la trompe dans le péritoine. soit qu'il y ait eu parfois une véritable rupture. Il s'agit alors de phénomènes de PÉRITONITE des plus graves, péritonite qui le plus souvent entraînera une mort rapide, si une intervention encore plus rapide ne met pas fin aux accidents. Dans les plus heureux des cas, on verra cette péritonite s'enkyster, se terminer par suppuration nécessitant des interventions successives pour ouvrir d'abord la cavité de l'abcès, et lorsque cette cavité aura été en partie désinfectée, pour enlever la lésion causale de cet abcès : salpingite ou ovarite.

Il s'agit donc, comme on le voit, de *lésions des plus graves* étant donné que non seulement il s'agit de *lésions pénibles entraînant* L'INFÉCONDITÉ, mais de *lésions pouvant être* MORTELLES par l'infection, localisée ou généralisée, dont peut-être suivie la salpingo-ovarite.

5° De même que chez l'homme, chez la femme des complications urinaires peuvent exister, mais beaucoup moins fréquentes il faut le reconnaître : complications de *cystite* avec poussées de *pyélonéphrite*; mais exceptionnellement ces complications auront la gravité qu'elles ont chez l'homme étant donné que l'urètre de la femme, beaucoup plus perméable, n'opposera pas le plus souvent un obstacle à l'évacuation de l'urine. Ce n'est qu'exceptionnellement que chez la femme on observera des *rétrécissements* dont les conséquences seraient les mêmes que celles du rétrécissement de l'urètre chez l'homme.

BLENNORRAGIE ET MARIAGE

Par M. le Dr Léon BIZARD
Médecin de Saint-Lazare

L'urétrite blennoragique à la période aigue, la persistance d'un écoulement chronique, avec constatation de gonocoques dans l'exsudat urétral, constituent, pour l'homme, deux contre-indications formelles au mariage.

D'autre part, lorsque un homme aura été atteint d'orchite double au cours d'une blennorragie antérieure, il ne pourra honnêtement se marier, qu'après avoir averti sa future femme que leur union aura toute chance de rester stérile.

En vérité, on a peine à envisager comme possible cette éventualité d'un homme se mariant et surtout consommant le mariage, alors qu'il serait atteint de blennorragie à l'état aigü et fatalement contagieuse. On préfère repousser cette hypothèse qu'il puisse exister un seul individu, capable de commettre un acte aussi criminel et déshonorant !

Mais, par contre, combien d'hommes commettent l'imprudence de se marier alors qu'ils sont insuffisamment guéris de leur blennorragie, ignorant sans doute les graves conséquences que cette urétrite chronique peut avoir pour eux-mêmes et pour leur femme surtout !

**

Quand un homme atteint de BLENNORRAGIE aigue ne souffre plus, quand l'écoulement est réduit à l'état de suintement ou même d'une simple goutte, qu'on fait sourdre par pression le matin au réveil à l'extrémité du canal, cet homme juge qu'il ne doit plus perdre son temps à traiter cette « misère » ! C'est dans de telles conditions qu'un beau jour il se marie, oubliant à la fois ses erreurs de jeunesse et son vieil écoulement.

Dès lors que va-t-il arriver ? Il va, huit fois sur dix, survenir ceci, à savoir que cette « chaude-pisse » chronique, cette « blennorrhée », cette « goutte militaire » d'apparence si inoffensive, restée pourtant contagieuse et d'ailleurs quelque peu réveillée, réchauffée, par les rapports plus ardents et répétés du début du mariage infectera, contagionnera la vierge innocente, victime de l'imprudence et de la débauche d'un époux peu digne d'elle !

« Combien de jeunes femmes, écrit le professeur PINARD sont dès les premières approches conjugales infectées par une BLENNORRAGIE que le mari a contractée le plus souvent dans sa prime jeunesse ! Combien doivent prendre le lit ou la chaise longue pendant des mois et des années ! Combien ensuite ne guériront que par la perte de toutes les aptitudes à la maternité, dont elles étaient parfaitement douées auparavant ! Combien enfin ne peuvent guérir de ces contagions blennorragiques qu'au prix des opérations les plus sérieuses !... »

Les pertes blanches du début du mariage, les douleurs du bas ventre, les hémorrhagies, marquent les étapes successives de la propagation du gonocoque à la matrice, aux trompes et aux ovaires.

Ignorantes au début de la cause de leurs malaises et, par fausse pudeur, hésitant à se faire soigner, alors qu'il serait temps peut être encore d'obtenir la guérison par de simples moyens médicaux, ces jeunes femmes malgré tous les fortifiants et les « dépuratifs » qu'elles absorbent en vain, languissent et s'anémient, jusqu'au jour où, de guerre lasse, il faut ouvrir le ventre et enlever l'utérus et les ovaires. Des troubles organiques s'en suivent presque fatalement, qui font de ces malades, d'ordinaire en pleine jeunesse, des incapables, des stériles, presque des infirmes, au ventre balafré pour toujours d'une longue et disgracieuse cicatrice! C'est par milliers hélas! qu'on opère chaque année, dans les hopitaux, dans les cliniques, des femmes atteintes de « salpingite » d'origine blennorragique et sur ce nombre près du dixième succombe des suites de ces graves interventions. « Si la blennorragie n'existait pas, disait un chirurgien célèbre, spécialiste des maladies des femmes, mes bistouris se rouilleraient à ne rien faire ! »

A côté de ces souffrances physiques, les souffrances morales ne sont pas à négliger. La femme aigrie par la douleur, devenue neurasthénique, se détache de son mari; l'homme ne trouvant plus auprès de sa femme toutes les satisfactions, les recherche au dehors et s'éloigne de son épouse. *C'est ainsi que la blennorragie aboutit trop souvent à la fois à la suppression de la maternité et à la dissolution du mariage.*

Si le divorce s'ensuit, ne doit-on pas craindre que ces deux êtres, restés entachés de blennorragie, puissent, en renouant de nouveaux liens, multiplier le nombre des victimes ? C'est pour toute femme atteinte de vaginite, de métrite blennorragique, un devoir d'autant plus impérieux de se traiter, que, si un jour, par la suite, elle devenait enceinte, elle risquerait au moment de l'accouchement, d'infecter de gonocoques les yeux de son enfant, d'où une ophtalmie purulente et la cécité presque fatale.

* *

Mais il ne suffit pas pour un homme de savoir au moment de se marier s'il est définitivement guéri de son urétrite ancienne. Il doit encore révéler au médecin les complications qui ont pu survenir au cours de *sa* ou de *ses* blennorragies et dont la plus fréquente est l'orchi-épididymite, c'est-à-dire l'inflammation du testicule et du canal qui lui fait suite. complication qui, lorsqu'elle est bilatérale, peut entraîner, par atrophie du testicule et oblitération du canal de l'épididyme, l'inaptitude temporaire ou définitive à la fécondation.

C'est alors « l'interdiction du mariage, ou, si le mariage est accompli, la solitude *in æternum* du foyer domestique, la désolation du nid désert, la catastrophe de la maison sans enfants. Soit dit au passage, que de maris accusent leur femme de stérilité, alors qu'ils sont en l'espèce les vrais et seuls coupables ! » (Professeur Fournier).

Les cheveux blancs apaisent les passions ; le vieux ménage solitaire a maintenant oublié, quand voilà encore venir avec d'autres inquiétudes, de nouvelles souffrances inattendues !

C'est, l'apparition des symptômes d'une prostatite, d'un rétrécissement de l'urètre, reliquats éloignés d'une très ancienne blennorragie. Il va falloir procéder à des lavages, à des sondages et la femme alors, oublieuse de toutes les misères qu'elle a elle-même endurées, doit revêtir le sarrau d'infirmière et jusqu'au bout, avec abnégation, se dévouer quand même !

Nous pensons avoir suffisamment montré que *la blennorragie, tout comme la syphilis, peut constituer une contre-indication formelle au mariage.* C'est qu'il faut bien savoir que la blennorragie, loin d'être comme on le croit volontiers une petite maladie bénigne, s'élève au contraire par ses complications, par ses dommages individuels et sociaux au rang d'une très grave maladie ; elle constitue en particulier une source fréquente de stérilité dans les deux sexes, ayant sa grande part de responsabilité dans la dépopulation et dans la diminution continue de la natalité française.

Ce triste, ce douloureux bilan des conséquences de la blennorragie dans le mariage finalement doit nous inspirer cette conclusion :

Toute personne, ayant souffert plus ou moins anciennement de blennorragie, même bénigne, même guérie en apparence, n'a le droit d'aspirer au mariage qu'après s'être soumise à l'examen approfondi d'un médecin autorisé, qui aura certifié qu'elle peut sans aucune crainte donner suite à ses projets et qu'elle n'est restée, du fait de cette blennorragie, ni contagieuse, ni inapte à procréer. S'il persiste des « reliquats » d'une infection antérieure, le mariage ne sera autorisé qu'après leur guérison complète par un traitement approprié.

CE QU'IL FAUT QU'ON SACHE
POUR LE TRAITEMENT DE LA BLENNORRAGIE

Par M. le Dr Ernest Roucayrol.

La blennorragie chez l'homme et chez la femme, à l'*état aigu* ou à l'*état chronique*, est une affection éminemment *contagieuse* qui, abandonnée à elle-même, peut entraîner les plus graves complications, mais qui peut guérir complètement et sans laisser aucune trace. Sa guérison est une question de *volonté* de la part du malade, de *patience* et de *travail opiniâtre* de la part du chirurgien.

Il est admis couramment dans le public que la blennorragie est une affection incurable mais sans gravité. Ces deux assertions sont également fausses. Il faut que tout le monde sache au contraire, que, pour si grave et si ancienne qu'elle soit, grâce aux progrès accomplis depuis le début de ce siècle, toute blennorragie est guérissable, et tout sujet porteur de microbes peut être ramené à l'état d'intégrité primitive.

Disons tout de suite que le terme « blennorragie » est un terme périmé. On ne doit plus employer aujourd'hui que le mot « urétrite », c'est-à-dire infection de l'urètre, car le laboratoire, auxiliaire indispensable de l'urologue, nous a permis de constater que l'urètre chez l'homme, les organes génitaux chez la femme, sont susceptibles d'être infectés par des microbes divers, dont la propagation peut se faire par contact génital, mais aussi par contact direct (linges souillés, canules à injections, etc.) ou par la voie sanguine (auto-infection par résorption intestinale du coli-bacille, par ex.). Qui dit « blennorragie » dit « infection à gonocoque ». Si la confusion est encore courante aujourd'hui, c'est parce que l'on est obnubilé par les travaux de Neisser, et c'est aussi parce que l'allure douloureuse de la gonococcie franche ne lui permet pas de passer inaperçue aussi facilement que les autres infections à microbes banaux auxquels les malades ont coutume de donner le nom de « simples échauffements ».

La guérison s'obtient d'autant plus vite que l'infection est plus récente. Dans les urétrites chroniques la longueur du traitement est fonction de la gravité et de la profondeur des lésions provoquées dans les tissus par la présence du microbe. Dans les cas très anciens le retour à l'intégrité peut demander plusieurs mois.

A. — Blennorragie chez l'homme.

1° Urétrite aiguë. — Chez l'homme, après une période d'incubation qui varie de deux à dix jours (4 jours le plus souvent) apparaît un écoulement urétral, accompagné de brûlures en urinant, qui attire l'attention du malade. A ce moment l'infection n'est déjà plus localisée à l'urètre, et l'on peut trouver le gonocoque dans le sang que l'on prélève. Cette septicémie, peut-être plus ou moins grave et provoquer des complications à distance sur tous les appareils (articulations, cœur, poumons, etc.) Elle se traduit par une lassitude et un mauvais état général du malade.

Cette période aiguë lorsqu'elle est mal soignée dure un à six mois, puis les douleurs s'atténuent, l'écoulement se tarit, et la maladie passe à la chronicité. Cet état chronique peut dans certains cas donner l'apparence de la guérison, les malades n'ayant que quelques filaments ou quelques poussières dans leurs urines, et n'accusant aucune douleur pendant un certain temps (quelques années), *tout en restant contagieux*

2° Urétrite chronique. — Les malades atteints d'urétrite chronique qui consultent un médecin se plaignent en général d'avoir une goutte le matin (goutte militaire) ; ils accusent des troubles diurnes et nocturnes de la miction (difficulté, douleur, fréquence, besoins impérieux d'uriner), des troubles de l'éjaculation (douloureuse, sanglante), de l'impuissance ; ou bien viennent consulter pour des complications à distance (arthralgies, névralgies, troubles oculaires, gastriques, asthénie, inaptitude au travail), ou des complications locales (épididymites, rétrécissements, prostatite, coopérites, abcès péri-urétraux, infiltration d'urine, etc.).

A l'examen on constate des rétrécissements de l'urètre plus ou moins marqués, et situés à différents niveaux, des lésions de la prostate, des vésicules séminales ou des glandes de Cooper, de l'infection des glandes de Littre ou des lacunes de Morgagni, de petits abcès sous-muqueux, etc. Toutes ces lésions sont justiciables de traitements appropriés, et doivent *guérir complètement*, mais dans un temps qui est plus ou moins long suivant l'ancienneté de ces lésions.

3· Complications. — Un certain nombre de complications surviennent fréquemment à la période aiguë, et sont dues soit au malade lui-même (qui commet des imprudences et ne se soumet pas au traitement qu'on lui a prescrit), soit aux personnes incompétentes, plus ou moins en marge de la médecine, auxquelles il a eu l'imprudence de se confier.

Ces complications sont :

La *cystite* ou propagation de l'infection à la vessie. Elle se manifeste par des mictions très fréquentes et douloureuses avec urines troubles et parfois émission d'urines sanglantes.

La *pyélo-néphrite*, qui est la propagation de l'infection aux reins.

L'*épididymite*, propagation à l'épididyme et au testicule. Elle se manifeste par la tuméfaction douloureuse des bourses et la fièvre.

La *prostatite aiguë*, qui s'accompagne de fièvre, de douleur et de difficulté à la miction pouvant aller jusqu'à la rétention.

La *coopérite*, qui se manifeste par une tuméfaction douloureuse du périnée.

B. — Blennorragie chez la femme.

1° PÉRIODE AIGUE. — Chez la femme la période aiguë est extrêmement rare et se manifeste alors uniquement par quelques brûlures au moment des mictions, brûlures très légères et qui ne durent que trois ou quatre jours. A cette période il n'y a généralement pas de pertes.

2° PÉRIODE CHRONIQUE. — Peu à peu, en l'absence de toute douleur, les pertes blanches s'installent, symptôme d'une *métrite chronique* évoluant sourdement. Au bout d'un temps plus ou moins long, la femme constate qu'elle « perd du sang dans l'intervalle de ses règles » qui deviennent douloureuses, accompagnées de caillots. C'est la *métrite hémorragique* qui fait son apparition. Et soudain, à l'occasion d'une fatigue, d'un voyage, d'un coup de froid, éclate la *salpingite* avec son cortège dramatique, qui conduit le plus souvent à la mutilation et à la stérilité.

3° COMPLICATIONS. — Les complications peuvent survenir à toute période. Les plus fréquentes sont :

La *cystite* suivie ou non de *pyélo-néphrite*.

La *bartholinite* qui nécessite l'intervention chirurgicale.

Les *annexites* infection des annexes (trompes et ovaires) dont les formes chroniques condamnent la femme au repos et en font une infirme.

C. — Complications à distance.

Les complications à distance sont communes aux deux sexes.

Le transport direct du pus dans l'œil, qui chez l'adulte peut se faire par le contact des doigts souillés, chez l'enfant, par le passage de la tête au travers de la vulve de la mère, détermine *l'ophtalmie purulente*, complication redoutable, d'une évolution foudroyante, qui peut faire un aveugle en quarante-huit heures par fonte purulente de l'œil.

La contamination par voisinage peut provoquer la *blennor-ragie anorectale*, accident très grave et très rebelle.

Comme nous l'avons dejà dit, l'infection gonococcique est une infection générale, au même titre que la fièvre typhoïde, par exemple; dès le début le gonocoque passe dans le sang et peut aller se localiser sur n'importe quel organe.

On donne le nom de *gonococcémie* a cette infection générali-sée ayant un caractère de gravité particulière pouvant entraî-ner la mort en quelques jours.

La localisation au niveau du cœur (*endocardite-myocardite*) entraîne fréquemment la mort.

Au niveau des poumons, il peut se produire des *pleurésies* très graves. Au niveau du rein des *néphrites*.

La localisation au niveau des articulations provoque des *arthrites* dont la terminaison presque fatale est l'ankylose.

Les complications *nerveuses et cutanées* ne sont pas rares, pour ne citer que les plus fréquentes, et tous les symptômes autrefois classés sous le nom de *neurasthénie urinaire* ne sont en dernière analyse que des séquelles d'infection blennor-ragique.

Ce rapide exposé montre que la blennorragie est une mala-die encore plus fréquente que la syphilis et aussi dangereuse que cette dernière au point de vue de l'individu, de la famille et du pays. Il faut donc que chacun lutte contre elle en se faisant soigner dès son apparition et aussi longtemps qu'il est nécessaire jusqu'à guérison complète contrôlée par le labora-toire (*traitement d'épreuve*). La guérison sera d'autant plus rapide qu'on aura perdu moins de temps. Tout blennorragi-que qui sème la contagion est un malfaiteur. Il est d'autant moins excusable, que grâce aux nouvelles méthodes qui ont fait leurs preuves depuis dix ans, le malade, quelque soit son sexe, peut être *complètement guéri* en quelques jours, si l'in-fection est récente, en quelques semaines si elle date de plu-sieurs années.

CONSEILS ET AVERTISSEMENTS A CEUX QUI ONT EU LA BLENNORRAGIE

Par M. le Dr Paul Gastou.

Le gonocoque est l'agent microbien qui cause la blennorragie.

C'est un microbe tenace, des plus difficiles à faire disparaître et à détruire : du fait de sa résistance aux médicaments, de sa pullulation rapide, des parties les plus profondes et les plus inaccessibles ou il se cache.

Il faut se rappeler ce qui suit :

1° Il est très difficile de savoir, si on est guéri ou non, et, quand on est guéri d'une blennorragie.

2° Il est indispensable de savoir si on en est totalement guéri.

3° Une blennorragie, en apparence guérie n'est pas une maladie dont on n'entendra plus parler.

4° La blennorragie récidive facilement : une première atteinte n'empêche pas la suivante et ne vaccine pas.

5° La blennorragie peut persister en devenant chronique, sous forme de goutte mililaire chez l'homme; de catarrhe utérin ou vaginal avec pertes blanches, ou simplement urétrite chez la femme.

6° La blennorragie peut rester cachée, dissimulée, latente, persister en un point des organes génito-urinaires. Se traduire chez l'homme uniquement par de l'humidité du méat ou des filaments dans les urines et chez la femme par les troubles utéro-ovariens.

7° Même en apparence guérie, la blennorragie peut déterminer des troubles dans les fonctions génitales et urinaires, des maladies et des infirmités.

8° La blennorragie est très souvent la cause ignorée de contaminations conjugales, familiales ou indirectes. Chez l'homme, en apparence guérie elle passe inaperçue, chez la femme le plus souvent elle reste inconnue. Elle en est d'autant plus dangereuse.

9° La blennorragie, par des objets souillés, peut provoquer des contagions indirectes chez les adultes et les enfants.

10° Au moment de l'accouchement, elle cause chez le nouveau-né des ophtalmies purulentes qui, non traitées de suite et énergiquement, rendent l'enfant aveugle.

Après une blennorragie aiguë, alors même qu'il n'y a plus : ni cuissons en urinant, ni écoulement, ni suintement, il faut continuer encore pendant quelques jours les soins et l'hygiène appropriés.

Les habitudes génitales ne doivent être reprises qu'après les épreuves de guérison indiquées par le médecin : *cesser trop tôt le traitement est un danger ; exagérer ou prolonger les injections après guérison, c'est déterminer une irritation chronique du canal et des complications.*

Après guérison, toute rougeur persistance de l'orifice du canal au méat, toute cuisson même légère, tout suintement, la présence de filaments, doivent être considérés comme suspects et nécessiter un examen microscopique.

La blennorragie peut faire un retour offensif : non pas seulement sous forme d'écoulement, mais sous forme de maladies : rhumatisme, orchite, affections diverses, apparaissant sans modification du canal.

Les excès alcooliques, vénériens, la fatigue, peuvent faire renaître ou réveiller la blennorragie et la plupart des soi-disant échauffements, même plusieurs mois après la guérison, ne sont que des retours de blennorragie.

Chez l'homme la présence d'une petite goutte blanchâtre, transparente, a l'entrée du canal, le matin avant d'uriner, est caractéristique de la goutte militaire ou blennorragie chronique.

Chez la femme cette même blennorragie peut se traduire par des pertes blanches, des modifications dans les règles, des douleurs du bas ventre, des troubles généraux multiples, de la rougeur avec sécrétion humide au niveau du canal ou sur les lèvres.

Toute femme qui a de l'échauffement, des démangeaisons et rougeurs aux parties génitales, des règles douloureuses ou irrégulières, doit prendre avis d'un médecin.

Rien n'est plus difficile à dépister et a reconnaître, même au microscope, que la blennorragie chez la femme, ce qui fait qu'un très grand nombre de femmes sont contagieuses sans le savoir.

Tout homme ayant eû la blennorragie peut présenter dans la suite : des rétrécissements, de la prostatite, de la cystite. Certaines orchites, un grand nombre d'arthrites à forme rhumatismale, dont l'origine échappe, sont le fait d'une blennorragie ancienne, méconnue ou mal soignée.

L'orchite double entraîne la stérilité chez l'homme et l'impuissance est la conséquence fréquente d'une blennorragie latente.

Chez la femme, les blennorragies chroniques et latentes sont causes : de métrite du col avec granulations et exulcérations, de métrite du corps aboutissant aux fibromes, d'ovarites, de salpingites, quelquefois, de péritonite nécessitant des opérations.

L'infécondité et la stérilité sont chez la femme les conséquences directes de la blennorragie.

La blennorragie en apparence guérie est la source de nombreuses contagions conjugales qui désorganisent physiquement et moralement les ménages.

Tout jeune homme, ayant des reliquats de blennorragie, peut contaminer sa femme le jour du mariage ou dans la suite.

En infectant sa femme, il peut lui-même se réinfecter par elle.

La blennorragie ignorée de la mère est la cause des ophtalmies purulentes du nouveau-né et de la cécité de nombreux enfants. Beaucoup d'aveugles, mêmes adultes sont les victimes du gonocoque.

La blennorragie de la femme étant presque toujours ignorée, des soins préventifs des yeux des nouveaux-nés doivent être pris dès la naissance par le médecin ou la sage-femme.

La blennorragie peut occasionner des contagions familiales. Une mère atteinte de blennorragie peut contaminer sa fille par une serviette commune et lui donner de la vulvite.

Avoir toujours présent à l'esprit : que quand on a eu la blennorragie il faut être sur qu'on en est guéri, de crainte d'avoir des accidents ultérieurs et de contaminer.

La moindre incertitude doit entraîner un examen complet : local et microscopique suivi d'un traitement approprié.

TROISIÈME PARTIE

GRAVITÉ ET IMPORTANCE SOCIALE
DE LA SYPHILIS

Par M. le professeur JEANSELME,
Membre de l'Académie de Médecine.

L'accident initial de la syphilis, le *chancre*, est une lésion non douloureuse, en apparence insignifiante et bénigne. Ce début insidieux semble présager une cicatrice facile et rapide. En réalité, il n'en est rien ; en dépit d'un traitement local, le chancre poursuit sa marche extensive, ce qui le distingue d'une plaie banale.

Aussi, pour peu qu'une érosion ou une ulcération génitale persiste quelques jours, le sujet doit sans différer se soumettre à un examen médical. Il est essentiel de ne pas perdre de temps, car si le diagnostic de la syphilis est établi dès les premiers jours du chancre, si un traitement précoce et intensif est institué par le médecin, et rigoureusement suivi par le syphilitique, les chances de guérison définitive seront très grandes.

Si, au contraire, le sujet est négligent, s'il laisse les *tréponèmes*, agents de la syphilis, se disséminer en grand nombre dans l'organisme où ils pourront constituer des centres de résistance, le traitement devra être beaucoup plus prolongé, et même s'il est conduit avec rigueur, les chances de stériliser la syphilis deviendront incertaines.

Lorsque la maladie est méconnue, lorsqu'elle est insuffisamment traitée, elle expose celui qui en est atteint à de redoutables accidents. Elle envahit et compromet le fonctionnement des organes vitaux, tels que le foie et le rein. Elle lèse le cœur et l'appareil circulatoire, elle est une des causes les mieux établies de l'artério-sclérose.

Mais c'est surtout sur le cerveau, la moelle et les méninges qu'elle s'acharne, car la syphilis, selon la forte expression de Fournier, est avant tout un poison du système nerveux. Combien de syphilitiques, pour n'avoir pas compris l'urgence d'un traitement hâtif, sont frappés de paralysie à l'improviste, en pleine jeunesse, et gardent malgré une médication puissante mais trop tardive, des infirmités incurables ! Combien succombent en quelques semaines à la méningite, ou, après plusieurs années de torture, au tabès ! Combien enfin restent à jamais amoindris dans leurs facultés les plus nobles, celles de l'intelligence, ou versent dans la démence et finissent misérablement leurs jours dans un asile d'aliénés !

Ceux qui échappent à ces multiples dangers paient néanmoins un lourd tribut à la syphilis; car cette maladie, non traitée, abrège notablement la durée de la vie humaine et elle est la cause réelle de la mort de 14 à 15 °/. des sujets atteints de syphilis.

A la suite de la grande guerre, le fléau s'est infiltré jusque dans les plus humbles villages de France. Non moins redoutable que la tuberculose et l'alcoolisme, la syphilis constitue un véritable péril social qui compromet l'avenir de la race.

Le syphilitique qui ne se soigne pas est dangereux pour autrui. Durant une période plus ou moins longues, il porte des érosions superficielles érosives, appelées *plaques muqueuses*, qui sont les agents les plus actifs de la contamination.

Ce qu'il faut bien savoir, c'est que ces lésions siègent non seulement aux organes génitaux, mais aussi sur les autres muqueuses, celles des lèvres et de la bouche par exemple. D'où cette conséquence qu'un syphilitique insuffisamment traité peut transmettre la syphilis par l'intermédiaire de plaques muqueuses buccales, et cela d'autant mieux que ces lésions indolentes et discrètes peuvent exister à l'insu du malade. C'est par ce mécanisme que s'explique la *contamination familiale*, malheureusement trop fréquente. En voici un exemple dont je fus naguère le témoin :

En 1917, un soldat au cours d'une permission contamine sa jeune femme. Celle-ci allaite son enfant et lui donne la syphilis. La grand'mère qui porte souvent la tétine du biberon à sa bouche pour s'assurer que le lait n'est pas trop chaud, est atteinte à son tour. Une sœur de la première victime confie souvent son jeune enfant aux soins de sa tante et de sa grand'mère ; il ne tarde pas à prendre la syphilis et la transmet à sa mère qui l'allaite. Enfin, une autre sœur des deux mères, la tante des deux enfants, âgée de 14 ans, qui goûte les aliments qu'elle donne à la cuillère à ses neveux, présente bientôt des syphilides. Le permissionnaire en état de syphilis ouverte a donc été l'origine d'une épidémie familiale qui s'est propagée à six personnes [1].

.
. .

De toutes les conséquences de la vérole, la plus redoutable à coup sûr pour l'espèce, c'est l'*hérédo-syphilis*. Elle entrave le cours de la grossesse. Elle provoque des avortements multiples et condamne de nombreuses femmes à la stérilité. Elle favorise l'accouchement prématuré d'enfants mort-nés ou débiles et sans résistance qui succombent pour la plupart en bas âge. Qu'on juge de son action néfaste sur le fœtus, par ces statis-

1. E. JEANSELME et M. CHATELAIN. *Soc. méd. des Hôp.*, 6 juil. 1917, p. 853.

tiques, toutes concordantes entre elles, quoique de provenances diverses :

Sur 64.657 produits de conception pour une année de la population parisienne, 9.051 proviennent de mères syphilitiques. Sur ce nombre, 8.418 meurent avant ou peu après la naissance ; 633 seulement dépassent les six premiers mois de la vie extra-utérine.

D'après la statistique de A. Fournier, la mortalité infantile est considérable dans les hôpitaux en partie réservés aux syphilitiques. Elle serait de 84 %, à Lourcine, de 86 %, à Saint-Louis.

Pinard évalue à 40 %, la proportion des mort-nés imputables à la syphilis dans son service de la clinique Baudelocque. Couvelaire vient de publier la statistique de la mortalité fœtale observée dans cette maternité pour la période 1890-1919. Sur 56.642 naissances, on compte 1.769 expulsions de fœtus morts pendant la gestation avant le début de la parturition, soit une proportion de 30 pour 1.000 naissances. L'enquête clinique a permis de rattacher ces morts fœtales, dans 653 cas à la syphilis, dans 175 cas à des causes variées, dans 572 cas à des causes indéterminées. Pour cette dernière catégorie, un grand nombre de cas relèvent en réalité de la syphilis latente des procréateurs.

La syphilis héréditaire peut se transmettre à plusieurs générations successives. Les recherches d'E. Fournier établissent que la syphilis de seconde génération tue en bas âge les 2/3 de la descendance.

Heureusement, cet énorme déchet causé par la syphilis héréditaire peut être très sensiblement atténué par le traitement. La cure longtemps prolongée des deux géniteurs, avant l'époque de la conception, doit être considérée comme l'une des règles fondamentales de la prophylaxie sociale antisyphilitique.

Si l'hérédo-syphilitique parvient à franchir la première étape de sa vie, il n'en garde pas moins des stigmates indélébiles qui parfois dénoncent dès l'abord, à l'œil le moins averti, la tare originelle. D'aspect vieillot, souvent de taille insuffisante, débile de corps et d'âme, il est sujet à des maladies des os qui déforment son squelette, à des affections oculaires et auditives récidivantes et rebelles, à des maladies organiques, telles que la cyanose et le rétrécissement mitral, enfin et surtout à des localisations nerveuses qui se traduisent par des paralysies ou des contractures. L'intelligence est souvent amoindrie ; le jugement est faible ; parmi les enfants arriérés, bon nombre sont des hérédo-syphilitiques.

Tels sont les méfaits de la syphilis. A quelque point de vue qu'on se place elle aboutit aux conséquences les plus graves :

Pour l'*individu*, c'est l'interruption temporaire du travail, c'est tout au moins l'amoindrissement de la capacité productive, à laquelle correspond nécessairement une diminution de salaire. Heureux encore si, l'orage passé, il ne subsiste pas une infirmité permanente réduisant la victime à l'indigence.

Pour la *famille*, c'est la désunion des époux, la maternité toujours déçue, ou, ce qui est pis encore, la descendance marquée de la tare héréditaire.

Pour la *société*, c'est le gaspillage du capital social, l'accroissement des dépenses improductives, car tous ces éclopés, toutes ces non-valeurs, tout ce déchet humain tombent à la charge de la collectivité.

Pour la *patrie*, c'est l'arrêt de son expansion morale et économique, c'est l'abâtardissement de la race, c'est l'indisponibilité d'une partie de nos effectifs militaires, c'est l'affaiblissement de la natalité, c'est la dépopulation.

Mais, si la syphilis est néfaste à tous égards, il faut savoir qu'elle est *évitable*, et qu'elle est *guérissable*. C'est assurément, parmi les maladies chroniques, celle qui obéit le mieux aux agents thérapeutiques. Le syphilitique qui ne se traite pas et risque de contaminer autrui, qui sans souci de la responsabilité fonde une famille vouée aux pires catastrophes, commet une mauvaise action. Il est sans excuse, car *il peut se traiter* sans interrompre ses occupations journalières, quelque humble que soit sa condition, en se rendant à l'un des nombreux dispensaires prophylactiques qui existent dès aujourd'hui dans toutes les agglomérations urbaines et qui couvriront demain tout le territoire de la France.

NOTIONS GÉNÉRALES SUR LA SYPHILIS

Parmi les maladies dont je dois assurer l'enseignement, il en est une qui, par son importance, prime toutes les autres : c'est la syphilis. Son influence néfaste n'est pas à démontrer. Elle fauche la fleur de l'humanité ; elle fane les épis avant la moisson. Ce péril social, qui fait en tout temps d'énormes ravages dans ce beau pays de France, a redoublé ses coups pendant la lutte gigantesque que nos fils supportent héroïquement depuis quatre ans. Par ses hécatombes, la syphilis diminue le nombre des défenseurs de la Patrie, par les tares qu'elle inflige aux survivants, elle aboutit à la stérilité et à l'abâtardissement de la race. Elle contrarie donc notre natalité déjà si faible et accroît le déchet humain. Par son ampleur, cette question dépasse les limites de la médecine pour entrer dans le domaine de la sociologie. La lutte contre les maladies vénériennes et contre la syphilis en particulier m'apparaît donc comme le devoir le plus impérieux de ma charge.

Professeur JEANSELME.

Leçon d'ouverture du cours de Clinique syphiligraphique de la Faculté de Médecine de Paris, 29 novembre 1918.

Fréquence de la Syphilis.
Sa part dans la mortalité générale.

La syphilis est beaucoup plus fréquente qu'on ne le croit communément ; on estime qu'elle atteint au moins le dixième de la population totale, le cinquième de la population adulte dans les grandes villes (Paris, Londres, Berlin, Bruxelles).

Dans les hôpitaux, parmi les malades des services de médecine générale, on trouve 30 à 40 °/₀ de syphilitiques.

La syphilis est très souvent ignorée ; sur 100 hommes syphilitiques 20 sont atteints sans le savoir ; chez la femme la proportion des syphilis ignorées est de 40 °/₀ ; et la syphilis héréditaire reste ignorée dans 90 °/₀ des cas.

La mortalité due directement ou indirectement à la syphilis peut être évaluée à 10 °/₀ de la mortalité générale ; — en France la syphilis tue au moins 40.000 adultes par an (quarante mille) ; elle est en outre une des principales causes de la mortinatalité et de la mortalité infantile ; — au total elle détermine une mortalité égale à celle de la tuberculose (100.000 décès par an).

Définition.

La syphilis est la toxi-infection due au tréponème pâle de Schaudinn-Hoffmann, infection acquise par contagion ou transmise héréditairement, pouvant atteindre tous les tissus et évoluer pendant des années par poussées. Imparfaitement traitée, son évolution est traitresse, entrecoupée de longues périodes de guérison apparente et de récidives précoces ou lointaines inattendues ; et trop souvent elle aboutit à des lésions graves, mortelles. Au contraire, lorsque le syphilitique est systématiquement traité, minutieusement et longuement surveillé, l'infection reste bénigne et finit par s'éteindre.

GOUGEROT [1].

1. *Le Traitement de la Syphilis en clientèle.* Paris, 1921, p. 1.

Contagion.

Les produits contagieux sont : la sécrétion du chancre initial, des plaques muqueuses, la salive, le sang du malade, etc...

La contagion s'opère :

a) Directement, par contact (relations sexuelles, allaitement, baiser) ;

b) Indirectement, par l'intermédiaire d'objets divers (objets de toilette, rasoir, objets de table, de fumeurs, etc...).

c) La mère infectée transmet la syphilis à l'enfant (hérédo-syphilis).

Observation. — Un bébé de 4 ans jouait aux Tuileries ; en courant il tombe et se fait au genou une légère écorchure ; une dame présente tire de son sac un morceau de taffetas d'Angleterre, le mouille avec sa salive et l'applique sur le genou de l'enfant qui, un mois après, présentait à la place du petit pansement un chancre syphilitique.

Une épidémie de syphilis familiale [1].

Il y a des exemples lamentables de contagion familiale. Pendant la guerre on a vu nombre de femmes, souvent mères de famille, atteintes d'un chancre syphilitique apparu vingt-cinq à trente jours après le départ de leur mari venu en permission.

Une jeune femme de 28 ans présente, trois semaines après le retour de son mari un chancre syphilitique. Cette femme allaitait son enfant : l'enfant ne tarda pas à être infecté par sa mère. A cet enfant, sevré quelques mois après, la grand'mère, âgée de 49 ans donne le biberon : pour s'assurer de la température du lait, elle porte la tétine à sa bouche : elle est infectée. Une sœur de la première victime accouche d'un bébé qui par la suite est

1. Jeanselme et Chatelain, *Bulletins et Mémoires de la Société médicale des hôpitaux de Paris*, 1917, p. 853.

confié aux soins de sa tante et de sa grand'mère ; il est contaminé ;
à son tour cet enfant contamine sa mère. Enfin une autre sœur
des deux mères, la tante des deux enfants, âgée de 14 ans, donne
des soins aux deux nourrissons, elle est infectée. Total : six personnes infectées dans la famille.

Marche de la syphilis.

On distingue dans la marche de la syphilis un accident primaire et des accidents secondaires, tertiaires et quaternaires.

1° *Accident primitif* local, le chancre induré.

Incubation : apparaît vingt-six jours en moyenne après le
contact infectant. C'est un bouton arrondi, exulcéré, à base
indurée, de la dimension d'une pièce de 50 centimes à 1 franc,
accompagné d'une adénite satellite (pléiade ganglionnaire). Sa
durée est de vingt à trente jours.

2° *Période secondaire.* — (Accidents contagieux).

Après une seconde incubation, quarante-cinq jours environ
après le début du chancre, se produit l'explosion secondaire.

L'infection généralisée se traduit par : une éruption de
taches rosées sur la peau (roséole) de la dimension d'une len-
tille ; des taches blanchâtres opalines sur les muqueuses
(plaques muqueuses) ; une adénopathie généralisée, de la céphalée, de la courbature, des douleurs articulaires, la chute
des cheveux, etc...

Des accidents oculaires graves peuvent survenir : iritis, névrite optique.

La durée de la période secondaire est indéterminée ; chez
les syphilitiques mal soignés, des plaques muqueuses notamment peuvent survenir à nouveau pendant plusieurs années :
or ce sont des lésions éminemment contagieuses.

Au contraire, le traitement précoce et méthodique supprime
tous ces accidents.

3° *Période tertiaire.* — (Lésions destructives).

La « gomme » est la lésion caractéristique de cette période ;
c'est une tumeur de volume variable qui se ramollit au centre

et finit par se résoudre en un liquide qui ressemble à une solution de gomme ou à du pus ; il en résulte une destruction plus ou moins étendue de l'organe où elle s'est formée. Les gommes peuvent se développer dans tous les tissus et dans tous les organes : la peau, les os, le voile du palais, le nez, le cerveau et déterminent les accidents les plus graves.

Après la peau, c'est le cerveau qui est le plus fréquemment touché par la syphilis, et la syphilis est la cause la plus commune des maladies les plus redoutables du système nerveux.

4° *Période quaternaire* ou para-syphilitique :

Paralysie générale ou méningo-encéphalite.

Tabès (myélite) ou ataxie locomozie.

Anévrysmes, syphilis artérielle.

Ces affections sont presque toujours d'origine syphilitique.

En outre, la syphilis se trouve souvent à l'origine du cancer : *le cancer de la langue* se développe chez les fumeurs syphilitiques au niveau d'une lésion tertiaire, la leucoplasie linguale.

Enfin la syphilis favorise le développement de la *tuberculose.*

Les syphilitiques *bien soignés* ne présentent pas d'accidents tertiaires ni quaternaires.

Domaine de la syphilis [1].

Inoculation.
Incubation.

Syphilis primaire } *Accident primitif local* } **Chancre.** Adénopathie.

Seconde incubation.

Syphilis secondaire } *Infection généralisée* } **Syphilides cutanées et muqueuses** (roséole, plaques muqueuses). Lésions des phanères (alopécie, onyxis). Micropolyadénopathie. Phénomènes d'infection générale : fièvre, douleurs, céphalée, ictère.

Syphilis secondaire latente.

Syphilis tertiaire } *Tous les tissus Tous les organes* } Syphilides. **Gommes.** Syphilis des os et articulations. Syphilis du système nerveux : apoplexie, hémiplégie, myélite, etc. Syphilis oculaire. Syphilis de l'estomac. Syphilis du foie. Syphilis pulmonaire. Syphilis rénale. Syphilis du cœur et de l'aorte (anévrysmes).

Syphilis quaternaire . . . Leucoplasie (états précancéreux).

Parasyphilis. . . . . . } Tabès. Paralysie générale.

Hérédo-syphilis . . . . } Hérédo-syphilis intra-utérine. Syphilis héréditaire précoce. Syphilis héréditaire tardive. Hérédité parasyphilitique.

Hérédo-syphilis de seconde génération.

1. Debove, *Presse Médicale*, 10 décembre 1913.

LE DOMAINE DE LA SYPHILIS

Par M. le Dʳ Leredde.

La syphilis qui atteint, sous ses formes acquises, le dixième de la population, n'est pas une maladie *spécifique*. Le staphylocoque détermine une lésion spécifique, qui est le furoncle ; la bactéridie charbonneuse une lésion spécifique qui est la pustule maligne ; le spirochète de la syphilis détermine des lésions spécifiques, mais, comme le staphylocoque, comme la bactéridie charbonneuse, comme le bacille de la tuberculose lui-même il détermine des lésions non spécifiques et nous savons aujourd'hui que les lésions non spécifiques dues au spirochète sont beaucoup plus fréquentes, jouent en pathologie un rôle plus considérable que les autres. Cette notion est de date récente, l'histoire de la syphilis non spécifique remonte à Fournier qui affirmait en 1882, non seulement l'origine, mais la nature syphilitique du tabes, et même l'action utile du traitement. Mais jusqu'à la découverte du spirochète et surtout de la séro-réaction, les *preuves* manquaient ; la plupart des affections *localisées*, dues à la syphilis, pouvaient encore être considérées comme des affections *locales*, indépendantes, autonomes, et dues à des causes non microbiennes.

La révolution syphiligraphique actuelle est la suite de la révolution pastorienne. Nous devons admettre dès maintenant que l'existence d'affections locales ne s'appuie que sur des hypothèses, et qu'en principe, toute affection locale s'explique par l'action de causes étrangères à l'organisme, physiques, chimiques ou vivantes. *En principe*, l'immense majorité des affections « locales » sont d'origine microbienne ; elles sont dues quelquefois à la tuberculose, très souvent à la syphilis ; elles peuvent être dues à des infections de caractère chronique que nous ne connaissons pas encore [1].

Tout individu, au moins sous nos climats, dont la séro-réaction (pratiquée suivant une technique correcte) est positive, doit être considéré comme syphilitique, ceci en l'absence d'antécédents, de stigmates, de tout signe clinique pouvant faire penser à la syphilis.

I. — Mais un nombre considérable de syphilitiques ont une séro-réaction *négative*. Les uns sont des syphilitiques acquis, présentant des antécédents précis — ou des stigmates précis — ou même des accidents cliniques de caractère précis et qui obéissent au traitement antisyphilitique (chez les malades atteints de gommes de la peau, la séro-réaction n'est positive que dans 50 °/₀ des cas).

Les autres sont des syphilitiques héréditaires, dont le père et la mère sont syphilitiques, et qui présentent des stigmates précis, soit des stigmates de certitude (dents d'Hutchinson, etc.), soit des stigmates de présomption multiples, dont la coexistence ne s'explique que par une cause commune (exemples : insuffisance aortique chez un enfant qui présente un bec de lièvre, troubles des réflexes chez un hypospade). La séro-réaction est négative chez les deux tiers des hérédo-syphilitiques.

II. — Toute affection, dans laquelle la séro-réaction est positive cent fois sur cent (type paralysie générale, tabes non traité) est une affection syphilitique. Mais ce cas est un cas exceptionnel ; dans l'immense majorité des affections qui appartiennent au domaine de la syphilis, la séro-réaction est loin d'être constamment positive, mais sa fréquence est nettement plus considérable qu'elle ne l'est chez des individus quelconques. Elle peut être et est souvent négative chez des individus atteints de syphilis connue, atteints d'une affection de

<hr>

1. LEREDDE. *Domaine, traitement, prophylaxie de la syphilis.* Paris, Maloine, 1920 : La syphilis et l'école topologique. *Nouvelles études sur la syphilis.* Paris, Maloine, 1921.

caractère spécifique, au sens classique du terme, par son évolution, par ses symptômes (type : syphilis cérébrale) et qui obéit nettement aux agents antisyphilitiques.

On peut admettre qu'une affection, dans laquelle la fréquence des séro-réactions positives dépasse 10 °/₀, appartient au domaine de la syphilis. Cette affection pourra être due à d'autres causes, microbiennes en particulier, elle pourra être due au bacille de la tuberculose, à d'autres agents d'infection chronique, mais elle sera certainement due, dans un nombre important de cas, au spirochète de Schaudinn. Il en est ainsi, par exemple, dans toute la série des néphrites chroniques.

Des preuves de la nature syphilitique de telle ou telle affection chronique peuvent être tirées en outre de la fréquence des antécédents syphilitiques personnels, d'antécédents héréditaires, de la fréquence de signes permanents de valeur spécifique (stigmates), d'affections syphilitiques coïncidentes, de l'action du traitement antisyphilitique [1].

*\
* *

Le domaine de la syphilis est connu, dès maintenant, dans ses lignes générales. Mais des recherches nombreuses restent nécessaires, sur tous les points, car il n'est peut-être pas une affection chronique au sujet de laquelle des précisions ne doivent être apportées. Seule l'étude en série, portant sur un nombre assez important de malades, étudiés par les moyens cliniques (étude des antécédents, enquête familiale [2], recherche des stigmates, des affections coïncidentes, traitement d'épreuve), par les moyens de laboratoire (examen du sérum sanguin, du liquide céphalo-rachidien) nous permettront de substituer des

1. LEREDDE. Le domaine de la syphilis et la réaction de Bordet-Wassermann. Nature syphilitique de l'épilepsie essentielle. *Presse Médicale*, novembre 192*.

2. LEREDDE. Le diagnostic de la syphilis et l'enquête familiale. *Nouvelles études sur la syphilis*. Paris, Maloine, 1921.

notions certaines aux approximations actuelles. Malheureusement, les médecins qui comprennent l'importance, je dirai la nécessité de recherches en série sont encore des plus rares, et ne peuvent se trouver que parmi ceux qui sont affranchis des dogmes de l'école anatomo-clinique, et savent qu'on ne peut, sauf exceptions extraordinaires, tirer aucune conclusion scientifique de l'étude des faits particuliers. Il faut dire aussi que tous les médecins qui voudraient faire ces recherches, en dehors des hôpitaux, ne disposent pas des matériaux nécessaires.

Nous arrivons à une période critique de la médecine ; celle-ci doit être orientée résolument dans un sens étiologique, et nous ne ferons pas de progrès dans l'étude des affections chroniques, tant que le rôle, qui appartient au spirochète dans la genèse de chacune d'elles, n'aura pas été déterminé d'une manière rigoureuse. A cette époque mais seulement à cette époque, se posera un nouveau problème : que sont les affections chroniques, depuis l'ulcère de l'estomac jusqu'aux cirrhoses hépatiques, depuis les atrophies musculaires progressives jusqu'aux affections mentales, quand elles ne sont pas dues à l'agent microbien de la syphilis.

*
* *

La liste, que j'ai établie en 1917, comprenait les affections suivantes :

1° *Affections de la peau.* — 1. Affections spécifiques. 2. Affections non spécifiques, vitiligo, pelades, sclérodermie, zona, asphyxie des extrémités.

2° *Ganglions, rate, moëlle osseuse.* — Leucémies lymphatiques, myélogène, adénopathies pseudo-tuberculeuses, splénomégalies, syndrome de Banti. Anémie pernicieuse progressive.

3° *Os et articulations.* — Pseudo-paralysie de Parrot. Anomalies osseuses. Rachitisme. Syndrome de Paget. Syndrome de Pott. Arthralgies. Synovites. Pseudo-tumeurs blanches. Rhumatisme déformant. Arthropathies ostéophytiques. Malformations (luxation de la hanche, pied bot). Arthropathies tabétiques. Fractures spontanées.

4° *Cœur et vaisseaux.* — Troubles secondaires. Malformations congénitales (cyanose, syndrome de Roger, rétrécissement mitral pur). Pouls lent permanent. Lésions aortiques, mitrales, myocardites chroniques. Angine de poitrine. Aortites. Anévrysmes. Artériosclérose.

5° *Appareil respiratoire.* — Syphilis du larynx, de la trachée. Dilatation des bronches. Gangrène. Pneumonie syphilitique. Bronchites à répétition, emphysème et asthme. Pleurésies. Médiastinite.

6° *Tube digestif.* — Ulcères de l'estomac, du duodénum, biloculation. Sténose pylorique. Pseudo-cancers. Entérites.

7° *Foie.* — Ictères bénins, graves. Cirrhoses atrophiques, hypertrophiques. Syndrome de Hanot. Amyloïde.

8° *Pancréas.* — Syphilis spécifique. Diabète.

9° *Rein.* — Néphrites subaiguës, chroniques. Hémoglobinurie paroxystique essentielle.

10° *Glandes endocrines.* — Thyroïdites. Syndrome de Basedow. Myxœdème. Syndrome d'Addison. Acromégalie.

11° *Appareil génital.* — 1. Affections spécifiques. 2. Hydrocèle. Syphilis de l'appareil génital de la femme. Aménorrhée, métrorragies, etc.

12° *Système nerveux.* — 1. *Syphilis récente*: Méningite secondaire. Neuro-récidives. Myélites aiguës. Syndrome de Landry. Psychoses secondaires.

2. *Syphilis ancienne.* Paralysie générale. Epilepsie vulgaire. Hémorragies méningées. Hémorragie cérébrale. Ramollissement. Chorée. Pachyméningite cervicale hypertrophique. Myélites chroniques. Syndrome de Brown-Sequard. Tabes. Atrophie musculaire progressive. Sclérose en plaques. Syringomyélie. Paralysie labio-glosso-laryngée. Névrites. Syphilis mentale (neurasthénie, hypochondrie, mélancolie, démence précoce, etc.).

3. *Syphilis héréditaire.* Pachyméningite hémorragique. Méningite aiguë de l'enfance. Syndrome de Little. Hémiplégie

infantile. **Athétose. Imbécillité. Idiotie. Dégénérescence. Syndrome de Friedreich.**

13ᵉ *Syphilis de l'oreille.*

Je n'ai pas réuni de documents sur la syphilis oculaire. La liste que je viens de donner est *incomplète*.

C'est ainsi que l'hémophilie, affection fréquemment familiale, appartient au domaine de la syphilis, dans lequel il faut faire entrer sans doute, les anémies de tous les types, la chlorose.

J'ai vu pour ma part un seul cas de fibrome nasopharyngien. Le père était tabétique. Guérison totale après quelques injections d'arsénobenzol.

Depuis 1919, j'ai constaté l'existence de dermatoses de cause syphilitique *indirecte*, de caractère prurigineux (eczémas, lichens, prurigos, urticaires) [1].

Un seul fait montrera l'importance des problèmes qui se posent. D'après le professeur Castex, de Buenos-Ayres, l'ulcère de l'estomac est dû à la syphilis *cent fois sur cent*, et fréquemment curable par le traitement antisyphilitique. Or les chirurgiens du monde entier paraissent encore ignorer, d'une manière complète, cette notion fondamentale et continuent à opérer des malades sans se préoccuper de l'étiologie de l'ulcère.

Le Dʳ Babonneix a donné récemment une liste des affections du système nerveux qui peuvent être dues à la syphilis héréditaire. Cette liste comprend les affections suivantes :

Agénésies. Encéphalopathies. Méningites. Convulsions. Epilepsie. Hémiplégies. Syndrome de Little. Athétose. Idiotie. Imbécillité. Débilité mentale. Hydrocéphalie. Paralysie générale.

Myélopathies. Tabes. Amyotrophies aiguës. Paraplégie spasmodique. Scléroses spinales.

Syndromes endocriniens : acromégalie, diabète, gigantisme, infantilisme, nanisme, etc.

1. LEREDDE, *Syphilis et dermatoses prurigineuses*. Nouvelles études sur la syphilis. *Loco citato.*

Syndromes divers: Atonie musculaire congénitale, chorée, myopathies, obésité avec névrite optique et amyotonie, sclérose en plaques, tétanie, tics, anorexie, incontinence d'urine, priapisme.

Troubles mentaux : anomalies constitutionnelles, dégénérescence, démence précoce, hystérie, etc.

*
* *

Au point de vue pratique, deux conclusions peuvent être tirées de tout ce qui précède et de ce que nous savons aujourd'hui :

1° La syphilis, qui est la plus fréquente de toutes les infections chroniques, est aussi la plus grave, au point de vue social, si l'on tient compte de toutes ses conséquences, qu'elles soient dues à l'infection acquise ou à l'infection héréditaire. Dans les milieux ruraux eux-mêmes, elle détermine *peut-être* la moitié, sinon les trois quarts des affections chroniques. Sa disparition, qui exige l'effort de tous les médecins, de tous les hygiénistes, l'intervention du législateur et de l'Etat, aura pour suite une transformation complète de la santé et de la vie humaine.

2° La première préoccupation de tout médecin, chez tout malade atteint d'une affection chronique, ne doit plus être d'ordre anatomo-clinique, mais d'ordre étiologique.

Le diagnostic de la syphilis est d'ailleurs facile, dans l'immense majorité des cas, pour le médecin qui en connaît l'importance, qui connaît l'étendue de son domaine, qui consacre à sa recherche méthodique le temps nécessaire, chez tout malade qu'il voit pour la première fois. Qu'il s'agisse de signes cliniques ou de moyens fournis par le laboratoire, aucun signe *négatif* ne permet d'exclure la syphilis, qu'il s'agisse d'antécédents personnels, héréditaires, de stigmates, de faits cliniques, de l'examen du sérum sanguin ou du liquide céphalo-rachidien. Mais, quand on emploie tous les moyens de recherche, la syphilis se découvre et elle se découvre chez un nombre illimité de malades, chez lesquels elle n'est pas soupçonnée par les médecins qui appartiennent à l'école anatomo-clinique[1] et négligent la recherche des causes actives et agissantes.

1. LEREDDE. *Nouvelles études sur la syphilis. Loco citato.*

LES SYPHILIS CUTANÉES ET MUQUEUSES

Par M. le Dʳ H. Gougerot.
Professeur agrégé à la Faculté de Médecine de Paris.
Médecin des Hôpitaux.

La syphilis cutanéo-muqueuse a une double importance pratique : — 1° elle révèle la maladie dès le début, permettant ainsi de la traiter le plus tôt possible ; — 2° ses accidents sont contagieux.

Lorsqu'elle n'est pas traitée ou lorsque le traitement est insuffisant et mal suivi, la syphilis évolue habituellement en trois périodes : primaire, secondaire, tertiaire, alors que, bien traitée et longuement surveillée, la syphilis s'arrête à la période primaire.

Syphilis primaire.

La syphilis commence au point inoculé par une lésion appelée chancre induré, qui s'accompagne de gros ganglions (bubon satellite du chancre). Il faut insister sur six faits :

1° Le chancre n'apparaît que quinze à quarante jours, en moyenne de vingt à vingt-huit jours, après la contamination, il faut donc s'observer longtemps après avoir couru un risque ;

2° Le chancre, malgré son nom qui épouvante, est le plus souvent une lésion petite, « propre », et ceux qui ne sont pas médecins, vivant sur le préjugé que la syphilis donne toujours des lésions horribles, ne croient pas qu'il s'agit de syphilis. Il faut donc se méfier devant toute lésion génitale, si petite, si propre soit-elle, et, immédiatement, aller consulter un médecin ;

3° La syphilis peut être inoculée en n'importe quel point de la peau et des muqueuses, et c'est une erreur trop commune de croire que la syphilis ne peut être que d'origine vénérienne : on peut l'attraper par le doigt, la bouche, etc., très innocemment ; un bobo du doigt, une petite plaie de la bouche peuvent être des chancres. Le rasoir du coiffeur, un verre, un couvert, le cornet du téléphone, un crayon, un mouchoir, une brosse à dents, n'importe quel objet souillé de virus syphilitique, un postillon de salive, un baiser peuvent contaminer.

4° Le chancre peut être si petit, si fugace qu'il passe inaperçu ; on peut avoir eu la syphilis sans que l'on ait vu de lésion initiale et l'on peut se réveiller avec une lésion syphilitique grave. L'absence de chancre dans les souvenirs n'est donc pas une preuve d'absence de syphilis.

5° Il ne faut pas juger de la gravité ou de la bénignité future, lointaine, de la syphilis d'après la gravité ou la bénignité du chancre. Combien de « chancres de rien », petits, insignifiants, si petits même qu'on les a oubliés ou méconnus, sont plus tard l'origine d'ataxie, de paralysie générale, etc... Il faut donc traiter aussi énergiquement, aussi longuement un petit chancre qu'une syphilis maligne.

6° Le chancre syphilitique se cache souvent sous l'aspect d'une autre lésion : herpès, chancrelle ou chancre mou : cette dernière association du virus syphilitique et du virus du chancre mou dans un même chancre est particulièrement fréquente et constitue ce qu'on appelle le chancre mixte. Aussi devant toute lésion, même lorsqu'elle a l'aspect d'une autre lésion, surtout devant un chancre mou, faut-il toujours soupçonner la syphilis, la rechercher par les moyens de laboratoire sans attendre l'apparition des symptômes de la syphilis secondaire.

Dès la période primaire, la syphilis commence à se généraliser et peut donner des lésions des organes profonds et des accidents muqueux de la bouche (ou des organes génitaux, lorsqu'il s'agit d'un chancre extra-génital). Bien avant la période secondaire, dès le début du chancre, le syphilitique doit donc se considérer comme contagieux et prendre les précautions nécessaires.

Syphilis secondaire.

Vingt à cinquante jours, en moyenne quarante-cinq jours après le début du chancre apparaît la période secondaire caractérisée par la généralisation apparente des lésions.

Les phénomènes secondaires habituels sont : la roséole, les plaques muqueuses, les maux de tête, la chute des cheveux, la tuméfaction des ganglions de toutes les régions, etc.

— La *roséole* est formée par de petites taches rose-pâle dites «fleurs de pêcher », souvent à peine visibles et passant facilement inaperçues, nombreuses surtout sur les flancs et le tronc.

— Les *plaques muqueuses* sont, sur les muqueuses, l'homologue de la roséole cutanée. Le plus souvent, ce sont de petites taches rouges ou opalines, à peine érodées, souvent peu nombreuses. peu visibles, d'où leur danger : car ce sont les plus contagionnantes des syphilides ; mais quelquefois elles envahissent la totalité des organes génitaux chez la femme et chez l'homme, donnent des lésions répugnantes, suintantes, fétides, ulcérées.

Les plaques muqueuses n'envahissent pas uniquement les organes génitaux. Toutes les muqueuses peuvent être atteintes, l'anus, la bouche, les lèvres, la langue, les amygdales, et méfiez-vous de ceux ou de celles qui ont des écorchures aux lèvres, à la langue, qui ont mal à la gorge sans avoir la fièvre, qui ont une voix couverte.

Quelle terrible lésion ! elle récidive pendant des mois et des années ; d'apparence elle est insignifiante, une petite tache rouge ou laiteuse, une érosion à peine visible, mais, hélas, sa sécrétion fourmille de tréponèmes, et combien de syphilis imméritées sont inoculées par elle !

— Enfin la syphilis secondaire donne dès le début des maux de tête rebelles et une alopécie (ou perte de cheveux) spéciale, par petites taches, d'où le nom d'alopécie en clairières. Peu prononcée, elle passe inaperçue, mais souvent elle fait le désespoir d'une femme coquette.

Syphilis secondaire tardive.

La syphilis secondaire non traitée ou mal traitée n'en reste pas là ; elle va donner dans les mois suivants des lésions plus graves, cutanées et profondes : méningites, néphrites précoces tuant le malade en quelques semaines ; lésions du nerf optique et du nerf acoustique, rendant sourd et aveugle, etc..., elle atteint surtout la peau et les muqueuses.

Les éruptions sont fréquentes chez les malades non traités : au lieu des taches à peine visibles de la roséole, tout le corps peut être criblé de gros boutons saillants, rouges, squameux, que les médecins appellent papules, qui dureront des mois et des années si elles ne sont pas traitées, et peuvent simuler nombre de maladies de peau bénignes et non contagieuses : psoriasis, lichen, eczéma. Ces lésions peuvent être plus graves encore. Est-il lésions plus horribles que ces énormes boutons rouges ulcérés, suintants, suppurants, fétides, qui criblent la figure d'une malheureuse malade, que ces ulcérations mutilant le visage d'ulcères croûteux qui après une lente guérison, laisseront des cicatrices plus difformes que celles de la variole.

La syphilis peut envahir l'œil, donnant une iritis syphilitique : la cornée est dépolie et injectée, l'iris est déformé, érodé ; dans la chambre antérieure de l'œil s'est déposé un exsudat qui deviendra une lésion chronique fibreuse grave ou une gomme susceptible de s'ulcérer. Le syphilitique restera avec une vue diminuée, et il a risqué de devenir aveugle. Aussi dès qu'un syphilitique se voit l'œil rouge, doit-il se hâter d'aller consulter un médecin, car le début des lésions est très insidieux, et souvent la médication arrive trop tard.

Souvent enfin la syphilis secondaire ne s'éteint pas sans laisser, surtout chez la femme, un stigmate tenace ; même après guérison, il reste comme une cicatrice de lésions passées plus ou moins inaperçues du cou, de petites taches blanches arrondies disséminées sur un fond brun pigmenté. Ce « collier de Vénus » doit être bien connu : méfiez-vous de ceux ou de celles qui en sont porteurs.

Tous ces faits prouvent que la syphilis dès les premiers mois peut être maligne, donnant des ulcérations de la face, etc., détruisant les os du nez qui s'effondre, créant des lésions viscérales irréparables, souvent même mortelles ; mais le plus souvent la syphilis secondaire reste bénigne dans le présent, ce qui n'est pas moins dangereux pour l'avenir. J'ai déjà insisté sur la facilité avec laquelle un chancre petit, propre, caché dans la bouche, dans les organes génitaux de la femme, peut n'être pas reconnu. Retenez qu'il en est de même des symptômes secondaires. Les taches roses de la roséole ne se voient souvent que difficilement, et, si le sujet ne s'observe pas le torse nu, elles resteront inaperçues ; les plaques muqueuses passeront pour de l'herpès, des boutons de fièvre, une écorchure banale, etc., et pourtant elles sont contagieuses ; les maux de tête seront étiquetés migraine, etc.

Tout cela nous explique pourquoi, si fréquemment, même chez les personnes soigneuses et sincères, le début de la syphilis est méconnu ; on ne s'en apercevra que par une contagion de l'entourage ou de longues années plus tard, à l'occasion d'une lésion de la peau ou des organes profonds, qui force l'attention.

Syphilis tertiaire.

De longues années se passent, le malade entre dans la troisième période ou syphilis tertiaire ; car non traitée ou mal traitée, non surveillée, la syphilis ne s'est pas éteinte ; elle peut reparaître dix, quinze, trente, soixante ans après le chancre, donnant les lésions tertiaires, qui attaquent tous les tissus : gommes, scléroses, dégénérescences.

Le type de la lésion tertiaire est la gomme : la gomme est une infiltration profonde, sous-cutanée ou cutanée, qui se ramollit, suppure, en donnant issue à un liquide gommeux d'où son nom de gomme. Ces ulcérations sont larges, profondes, à bords curvilignes tracés au compas ; le fond suppurant est recouvert d'un enduit ou de masses nécrosées qu'on appelle bourbillon.

Les lésions sont d'ordinaire peu nombreuses, localisées en un point mais tenaces et destructrices, rongeant le nez, les paupières, mutilant le visage. Elles diffèrent donc des syphilides secondaires très nombreuses, partout disséminées, mais superficielles et habituellement non destructrices. On opposait autrefois la non contagiosité des syphilis tertiaires à la contagiosité des accidents secondaires ; il ne faut pas s'y fier, et l'on ne compte plus les cas de contagion dus à des syphilis vieilles de plus de quatre ans, et il faut bien savoir qu'il existe des plaques muqueuses tardives et contagieuses dix, vingt ans après le chancre.

Mais vous allez m'objecter : toutes les syphilides ne sont pas si graves, puisqu'elles guérissent par le traitement mercuriel ioduré et arsenical. Oui, mais en laissant des cicatrices indélébiles et souvent terribles, cicatrices irréparables défigurant pour toujours. A la peau ces cicatrices ne donnent que des lésions disgracieuses parfois douloureuses, stigmates indélébiles de la syphilis, mais, dans les organes profonds : cœur, aorte, cerveau, jugez des destructions irrémédiables, même après guérison.

Ne croyez pas malheureusement que nous en ayons fini avec les désastres de la syphilis. La syphilis donne encore la leucoplasie, graine de nombreux cancers ; c'est elle qui est responsable des 9/10 des cancers de la langue, de la bouche, des lèvres, des organes génitaux, dont vous savez l'évolution bientôt mortelle après un supplice de plusieurs mois.

La syphilis cutanéo-muqueuse crée donc non seulement des accidents qui lui sont propres, mais encore elle déclenche des accidents terribles, tels que les cancers.

LA SYPHILIS VISCÉRALE

Par M. le Dr HUDELO.
Médecin de l'hôpital Saint-Louis.

Du jour où le microbe de la syphilis, parti du chancre qui constitue sa première étape de colonisation a, par les relais successifs des vaisseaux lymphatiques et des ganglions, gagné le milieu sanguin, du jour où s'est réalisée l'infection générale, la *septicémie* qui commande l'explosion secondaire, dès ce jour le tréponème est porté par la voie des vaisseaux les plus fins jusque dans l'intimité de tous nos tissus, de tous nos viscères. Heureusement, dans la grande majorité des cas, il ne fait que passer, il ne séjourne pas, il ne se fixe pas : aussi à ce stade de la syphilis, les lésions viscérales sont-elles relativement peu à redouter, bien que chaque jour les progrès des recherches médicales nous fassent connaître de nouvelles atteintes organiques ; disons seulement qu'au dehors du système nerveux, dont il sera question ailleurs, les autres viscères n'échappent pas à l'assaut microbien : je signalerai du côté de l'appareil digestif la syphilis précoce du foie sous forme de jaunisse (ictère secondaire) le plus souvent bénigne et curable, mais parfois grave, voire mortelle (ictère grave secondaire) ; du côté de l'appareil respiratoire, la pleurésie contemporaine de la roséole ; du côté de l'appareil circulatoire, les troubles du cœur (palpitations, fréquence anormale et irrégularités du pouls), les phlébites du membre inférieur ; du côté de l'appareil génito-urinaire, l'albuminurie (néphrite secondaire), complication toujours grave, trop souvent mortelle, la syphilis de l'épididyme etc. Si le plus souvent et grâce à la merveilleuse efficacité des traitements intensifs actuels, tout rentre dans l'ordre, il n'en est pas moins vrai que trop souvent les atteintes de la période secondaire préparent pour l'avenir l'organisation sournoise et lente des lésions irrémédiables que nous allons retrouver plus loin et qui, nous le savons aujourd'hui, jouent un rôle prépondérant et à peine soupçonné il n'y a pas trente ans dans la mortalité générale. Cette évolution vers des lésions irréparables se réalisera d'autant mieux que la syphilis sera moins intensivement attaquée au début, moins régulièrement soignée plus tard.

Mais les dégâts que nous venons d'envisager ne sont rien auprès de ceux dont il nous faut parler maintenant et qui, à mesure que la syphilis méconnue (il y a près de 50 % de syphilis ignorées des malades), ou mal soignée (ce qui représente aujourd'hui encore et pour des raisons multiples la grande majorité des cas) vieillit et poursuit silencieusement son œuvre néfaste, viennent attaquer les malades dans leurs œuvres vives, alors qu'ils ont perdu le souvenir de ces accidents de jeunesse dont ils ne pouvaient s'imaginer la gravité future. C'est après cinq ans, dix ans, vingt ans, trente ans et plus que les viscères, jusque-là apparemment indemnes, sont envahis, et non plus passagèrement, mais définitivement de lésions destructives qui étouffent les organes les plus vitaux, en suppriment les fonctions et conduisent le plus souvent et après un temps variable à la mort. Je n'ai pas à étudier ici la multiplication, la fréquence, la gravité des lésions du système nerveux au cours de la syphilis vieillie : on peut, sans exagérer, dire que la moitié de la neurologie est tributaire du tréponème. Mais, à côté de l'appareil nerveux, il n'est pas un viscère que la syphilis ne puisse attaquer et il ne semble pas exagéré d'affirmer aujourd'hui que la syphilis viscérale n'est pas loin de représenter le tiers, sinon la moitié de la médecine : d'autant que depuis dix ans nous avons appris, grâce à l'analyse systématique du sang par la méthode de Bordet-Wassermann au cours des maladies viscérales, à déceler la nature syphilitique des affections organiques les plus diverses.

Envisageons les viscères digestifs. Que savons-nous aujourd'hui ? Sans parler des rétrécissements œsophagiens attribués jadis exclusivement au cancer de cet organe et dont la nature syphilitique est parfois indéniable, l'estomac nous montre avec une fréquence insoupçonnée jusqu'à ces dernières années le rôle capital que joue le tréponème dans sa pathologie ; l'ulcère simple, sur l'origine duquel on a tant discuté, semble bien être dans l'immense majorité des cas la conséquence d'artérites syphilitiques dont la méconnaissance permet à la lésion de progresser pour aboutir trop souvent à la mort par perforation ou par hémorragie foudroyante. Ce n'est pas tout : la syphilis réalise dans les parois de l'estomac des altérations qui simulent étonnamment le cancer de cet organe : tout y est, tumeur, hémorragies, vomissements, amaigrissement, et, si, l'on ne pense pas au tréponème, le malade meurt comme un cancéreux, alors qu'un traitement opportun pouvait le sauver.

Le foie est un des viscères souvent touché par la syphilis : tantôt elle agit seule et détermine des lésions typiques, spécifiques, trop souvent incurables ; plus souvent aussi, elle s'associe à d'autres facteurs étiologiques (alcoolisme, paludisme, diabète, tuberculose), réalisant conjointement avec eux ces cirrhoses variées dont l'évolution est trop souvent fatale. Ajoutons encore qu'il n'est pas exceptionnel de voir, au niveau de l'estomac et du foie, la syphilis préparer le terrain à l'invasion du cancer, comme elle le fait si souvent à la langue. Je ne ferai que signaler les méfaits que la syphilis peut réaliser sur le pancréas, la rate, l'intestin ; j'ajouterai qu'il semble résulter de récents travaux que bon nombre de péritonites chroniques reconnaissent la syphilis comme cause sinon exclusive, tout au moins prépondérante.

Les viscères respiratoires, les poumons (sans parler du larynx si souvent atteint par la syphilis tertiaire) sont plus souvent qu'on ne pense envahis par le trépomène : on croit à la tuberculose, à la phtisie tuberculeuse, et, si le médecin ne songe pas à chercher la syphilis. on voit dépérir, malgré tous les soins, le malade qu'un traitement spécifique appliqué à temps peut miraculeusement guérir. Combien pendant la guerre n'avons-nous pas vu de ces malades étiquetés tuberculeux, dont les crachats ne renfermaient aucun bacille, dont la réaction de Bordet-Wassermann était positive et qui guérissaient en quelques semaines par la médication spécifique. Il est vrai que la question n'est pas toujours aussi simple et qu'il faut compter souvent avec les associations de syphilis et de tuberculose, la première préparant souvent le terrain pour la seconde.

Le viscère cardiaque fournit, nous le savons aujourd'hui. un important tribut sous la forme d'affections des plus graves et trop souvent brusquement mortelles (anévrismes du cœur, angine de poitrine. pouls lent permanent) ; il faut en rapprocher les cas si fréquents où la syphilis frappe la grosse artère qui part du cœur (aortite, anévrisme de l'aorte) ; ici encore la mort est trop souvent la règle après un temps plus ou moins long de souffrances.

Le rein, que nous avons vu atteint parfois à la période secondaire, est plus tard une victime fréquente du tréponème, seul ou associé à d'autres microbes (bacille tuberculeux, hématozoaire du paludisme), à des poisons divers (alcool, saturnisme, goutte, diabète) : ainsi se réalisent bon nombre de néphrites chroniques (*mal de Bright*), et notamment ces formes qui atrophient le rein lentement et sournoisement (*néphrites interstitielles scléreuses*) ; elles débutent par l'hypertension artérielle, et petit à petit, par un double processus d'altérations progressives et simultanées des artères et du cœur d'une part, d'intoxication progressive par rétention des substances que le rein ne peut plus éliminer, d'autre part, elles mènent lentement à la mort par asystolie cardiaque, par hémorragie cérébrale ou par urémie.

Le testicule, à la période tertiaire, est assez souvent atteint d'altérations qui peuvent ou l'atrophier (*sarcocèle scléreux*), ou le détruire par ramollissement (*sarcocèle gommeux*) : il s'ensuit que si les deux glandes sont atteintes et si le traitement n'intervient pas à temps, l'impuissance et la stérilité définitives sont la conséquence fatale. Il semble d'ailleurs que chez la femme, des altérations graves de la matrice, des ovaires, des trompes soient plus souvent réalisées qu'on ne le croyait il y a quelques années.

Il est impossible de ne pas être frappé du terrible bilan des lésions que la syphilis réalise dans nos viscères, et qui malheureusement sont encore trop ignorées, même des médecins ; méconnues dans leur nature, elles ne sont pas attaquées à temps, alors que le tissu infectieux peut encore disparaître sous les puissants traitements que nous possédons : trop souvent on laisse s'organiser les lésions irréparables de gomme et surtout de sclérose, sous lesquelles les organes étouffés ne peuvent plus accomplir leurs fonctions. Quiconque a eu la syphilis ne doit jamais l'oublier, et, fût-ce après vingt, trente, quarante ans et plus, tout malade atteint d'une maladie viscérale doit avertir son médecin qu'il a été avarié.

Pour terminer, je dois dire que toutes les affections que nous venons d'envisager ne sont pas spéciales à la syphilis acquise ; nous les retrouvons chez les enfants atteints de syphilis héréditaire (ceux au moins qui ont pu vivre jusqu'au terme à peu près normal de la grossesse) : signalons spécialement pour leur fréquence les altérations du foie et du poumon, habituellement mortelles, celles du testicule qui atrophient ou détruisent pour toujours cet organe.

Ce sombre tableau s'éclaircira le jour où, mieux instruits des risques de la syphilis, hommes comme femmes feront le nécessaire pour ne pas la contracter, et, si le malheur veut néanmoins qu'ils soient contaminés, réclameront à temps, au premier soupçon d'infection, un traitement énergique, qui les stérilisera d'autant plus vite et d'autant mieux qu'il aura été plus précocement appliqué.

LE ROLE DE LA SYPHILIS A L'ORIGINE DES AFFECTIONS NERVEUSES ET MENTALES. SON IMPORTANCE ET SA GRAVITÉ

Par M. le Dr LEREDDE.

I

La fréquence, l'importance de l'artérite cérébrale, d'origine syphilitique, sont connues de date ancienne : celles de la méningite ne le sont que de date récente (Widal, Sicard, Ravaut).

Nous savons aujourd'hui qu'il n'existe pas d'infection syphilitique sans infection méningée ; celle-ci est contemporaine de l'infection générale ; elle existe dès la période primaire (Dind). D'autre part, chez les malades, même traités par les agents les plus actifs (arsénobenzol), à doses fortes et d'une manière soutenue, au début de la syphilis, soumis à la ponction lombaire dès que la séro-réaction est négative, la présence d'altérations du liquide céphalo-rachidien est de règle (Leredde). La méningite, due au spirochète, a donc, dès son début, un caractère *rebelle* : on ne peut parler de stérilisation chez aucun malade, tant que l'examen du liquide céphalo-rachidien n'a pas montré un état absolument normal : absence d'hypertension ; absence de leucocytose : le nombre des lymphocytes, à la cellule de Nageotte, ne devant pas dépasser 1 cm. par millimètre cube [1]; taux normal d'albumine : moins de 0,30 °/₀₀; absence de globulines qui existent souvent sans excès d'albumine.

[1] LEREDDE et DROUET. *Société française de Dermatologie.* Janvier 1922.

Encore faut-il qu'un liquide normal reste normal, d'une manière définitive : à la période initiale même, et chez des malades bien traités, une ponction lombaire, faite six mois après une ponction lombaire qui a donné un liquide normal, peut révéler un état pathologique.

II

Pensons maintenant au nombre immense des syphilitiques, au nombre presque aussi grand de syphilitiques non soignés parce qu'ils sont atteints d'une infection ignorée (20 %, chez l'homme, 40 à 50 %, chez la femme, 95 % dans la syphilis héréditaire), ou mal soignés, parce qu'ils ont été soignés avant la découverte des méthodes actuelles, ou parce que le médecin ne sait pas employer celles-ci, ou parce qu'il n'ose pas employer celles-ci, craignant les dangers du traitement plus que ceux de la maladie : on pourra présumer la fréquence et la gravité de la syphilis nerveuse.

Dès la phase secondaire de l'infection, chez les malades *non traités*, ou *traités d'une manière insuffisante*, par le mercure, par l'arsénobenzol, par le mercure et l'arsénobenzol, des phénomènes cliniques peuvent révéler, en dehors même de la céphalée, qui est banale, l'existence de l'infection nerveuse : méningites aiguës, méningo-myélites aiguës, myélite ascendante (syndrome de Landry) qui sont rares ; accidents parfois mortels de syphilis cérébrale liés à l'artérite, un peu plus commune ; plus souvent paralysies oculaires, paralysies faciales, troubles auriculaires, au nombre desquels figure la surdité précoce, névralgies ; troubles liés à la lésion des nerfs craniens au niveau du trajet méningé (neuro-récidives). Le liquide céphalo-rachidien présente souvent des altérations intenses ; la séro-réaction même apparaît souvent positive. Des faits multiples m'ont conduit à admettre que dès la période secondaire, *chez les malades mal soignés*, le spirochète se fixe sur les régions de moindre résistance, et d'expliquer, par cette fixation précoce, les localisations tardives. Il en est au niveau du système nerveux comme au niveau des autres organes, cœur, rein, foie, corps thyroïde, etc...

Dès la période secondaire, on peut observer également des accidents de syphilis mentale, dont les symptômes sont des plus variés.

L'hypothèse d'un spirochète neurotrope (Levaditi et Marie) n'explique pas la syphilis nerveuse. Chez tout syphilitique, le spirochète atteint le système nerveux au début de la maladie ; souvent l'infection nerveuse s'éteint ; souvent elle paraît s'éteindre, pour se réveiller plus tard sous des formes infiniment variables dans leur virulence et leurs localisations. Mais, chez d'autres malades, le parasite se fixe d'une manière élective sur l'appareil cardiaque, ou sur le système osseux ; on constate des faits identiques dans toutes les autres infections, par exemple la tuberculose. Tel syphilitique devient paralytique général, tel autre meurt d'angine de poitrine, tel autre de néphrite chronique. Jusqu'à nouvel ordre nous ne pouvons expliquer les localisations du spirochète que par des qualités propres au terrain, et mieux vaut avouer notre ignorance que de les attribuer à la graine.

III

La liste des affections, nerveuses et mentales, dues à la syphilis est illimitée (v. *Domaine de la syphilis*). Celle que j'ai établie en 1917 est incomplète : je n'y avais pas inscrit par exemple le syndrome de Parkinson, et nous savons aujourd'hui qu'un nombre important de malades atteints de paralysie agitante sont des syphilitiques.

La syphilis héréditaire détermine les mêmes affections que l'infection acquise. Mais elle en détermine d'autres qui lui sont propres depuis le syndrome de Little jusqu'à celui de Friedreich ; en outre monstruosités, malformations, troubles de développement physique, intellectuel et moral.

Il n'est pas un individu, atteint de troubles nerveux quelconques, à plus forte raison d'une affection du système nerveux, chez lequel le médecin ne doive penser à la syphilis et la rechercher d'une manière méthodique, la santé, la vie même du malade dépendant de la découverte étiologique. Le diagnostic de la syphilis nerveuse est facile ; en pratique, il se réduit à reconnaître l'existence de la syphilis chez un malade atteint de troubles nerveux.

En pratique, il existe des signes importants, d'ordre clinique (troubles pupillaires : inégalité, irrégularités, myosis, signe d'Argyll : troubles des réflexes tendineux); mais tous ces signes n'ont pas une valeur spécifique, le signe d'Argyll lui-même ne révèle la syphilis que 99 fois sur 100 ou 999 fois sur 1000. Et surtout l'absence d'aucun de ces signes n'implique l'absence de la syphilis. La séro-réaction sanguine est fréquemment négative et, fait plus curieux, il existe des syphilis nerveuses bien caractérisées chez des malades dont le liquide céphalo-rachidien est absolument normal.

Tout ce que nous avons dit de la syphilis nerveuse s'applique à la syphilis mentale, beaucoup moins bien connue, parce que la plupart des aliénistes se désintéressent encore des recherches étiologiques. La liste des affections qui peuvent être dues à la syphilis acquise et surtout à la syphilis héréditaire paraît comprendre toutes les affections mentales, *sans exception*. La révision de la liste des psychoses attribuées à l'alcoolisme elle-même devra être faite; parmi les psychoses « alcooliques » il en est qui peuvent être dues à la syphilis, de même que les cirrhoses « alcooliques », dont l'existence même, à l'état indépendant, n'est plus démontrée.

IV

Nous ne pourrons établir le BILAN de la syphilis nerveuse d'une manière exacte que le jour où le rôle qu'elle joue à l'origine de chacune des affections nerveuses ou mentales, en premier lieu de l'hémorragie et du ramollissement cérébral aura été déterminé avec une égale précision. Mais nous savons, dès maintenant, que le spirochète est de beaucoup la cause la plus fréquente de toutes les affections du système nerveux, des affections de l'enfance liées à un vice de développement (idiotie, imbécillité, dégénérescences...), des infirmités de l'adulte liées à des affections de caractère chronique (hémiplégies, paraplégies, ataxie...), que la syphilis détermine la moitié, sinon les trois quarts des cas de mort par affection nerveuse, la moitié *au moins* des affections mentales (25 °/₀ des aliénés étant des paralytiques généraux). Ajoutons les cas de cécité d'origine centrale, de surdité, de surdimutité qui est si souvent la conséquence de l'infection congénitale. Par les affections nerveuses et mentales, à elles seules, dont elle est la mère, la syphilis est un fléau social effroyable.

Toutes ces affections disparaîtront lorsqu'elle aura disparu elle-même. En attendant, toutes sont curables, *quand elles sont reconnues à l'heure nécessaire et traitées suivant les méthodes nécessaires*. La paralysie générale elle-même, dont la curabilité reste incomplète, guérirait peut-être, par les méthodes actuelles, si le diagnostic en était établi d'une manière précoce, chez des individus atteints des troubles nerveux les plus vagues, par l'examen du liquide céphalo-rachidien.

On a dit, mais personne ne peut prouver que les grandes affections nerveuses, tabes, paralysie générale, sont plus fréquentes depuis la découverte de l'arsénobenzol (??). Si le fait est exact il prouve seulement que la syphilis est encore plus mal soignée qu'elle ne l'était autrefois, parce que le médecin se contente de faire disparaître les accidents et ignore encore que tout syphilitique chez lequel il n'a pas pour but de faire disparaître l'infection elle-même est un syphilitique *mal soigné, exposé à tous les dangers, à brève et à longue échéance.*

SYPHILIS ET CANCER

Par M. le Dr GOUGEROT.

Professeur agrégé à la Faculté de Médecine
Médecin des hôpitaux de Paris.

On sait l'effroyable gravité des cancers, le long supplice qu'ils infligent avant une mort presque fatale.

On sait le martyre atroce des malheureux frappés de cancers de la langue : pendant des mois trop longs ils souffrent nuit et jour de douleurs terribles irradiant dans les oreilles et le cou, empêchant le sommeil. La langue ulcérée, immobilisée par l'infiltration dure de la tumeur, ne leur permet ni de manger, ni de parler ; le cancer ulcéré suinte une sérosité fétide, d'odeur repoussante, qui souille leurs lèvres et bave sans arrêt, les rendant pour autrui et pour eux-mêmes un objet d'horreur. Une cachexie lente, mais progressive, les anémie, les affaiblit, leur ôte toute force. Bientôt les ganglions du cou deviennent de nouveaux cancers ajoutant leurs douleurs, leurs ulcérations au cancer de la langue. Ils meurent épuisés de douleurs, d'insomnies, d'inanition ! Heureux lorsque le cancer ulcérant les vaisseaux écourte par une hémorragie foudroyante cette vie effroyable !

On sait le sort affreux des malheureuses atteintes de cancer de l'utérus (ou matrice) ; aux supplices précédents s'ajoutent des obstructions de l'intestin entraînant des crises de douleurs excruciantes pour l'évacuation intestinale, des douleurs angoissantes de la vessie qui se crispe pour se vider et, peu à peu, si la mort libératrice tarde, la région malade est transformée en un cloaque infect où s'ouvrent le rectum et la vessie.

Quelle épouvante ! Or, il faut dire et répéter que nombre de cancers sont causés indirectement, mais sans aucune contestation, par la syphilis et que par conséquent, en supprimant la syphilis, en la soignant correctement, on diminuerait dans de très grandes proportions le nombre des cancers ! Certes, les progrès de la chirurgie enlevant le cancer avant qu'il n'ait eu le temps de diffuser localement et d'envahir les tissus des autres organes, les audaces nouvelles de la radiothérapie à hautes doses et du merveilleux radium obtiennent la guérison dans des cas de moins en moins rares. Mais trop souvent l'intervention chirurgicale et radiologique arrive trop tard, et, malgré tous les efforts, le cancer inflige aux malheureux malades le supplice le plus effroyable. Tout en cherchant à guérir le cancer confirmé, il faut donc, avant tout, s'efforcer de le prévenir, et la syphilis étant une des principales causes de cancer, c'est une raison nouvelle pour redoubler d'efforts dans la lutte contre les maladies vénériennes.

On a prétendu que la prophylaxie des cancers était impossible dans l'incertitude de leurs causes. Certes la cause de beaucoup de cancers viscéraux : estomac, rein, sein etc. nous échappe, mais pour les plus fréquents des cancers, les cancers de la peau et des muqueuses, on sait qu'ils naissent sur des lésions préalables dites états précancéreux ; pour la peau ce sont des « verrues » etc., dues parfois au goudron (ouvriers travaillant le brai), à la suie (ramoneurs, jardiniers), à l'arsenic, aux rayons X et surtout aux radiations radio-actives de la lumière solaire, d'où la possibilité de s'en protéger. Pour les muqueuses, on sait que la plupart des cancers se développent sur des taches blanches appelées *leucoplasies*, et les leucoplasies (si l'on en excepte les lichens plans, les brûlures du tabac, les cicatrices etc.), sont d'origine syphilitique. La syphilis aidée par les irritations locales (tabac, etc.) crée au delà de la troisième année ces leucoplasies, d'autant plus graves qu'elles sont indolentes et passent inaperçues.

Il est désormais incontesté que les cancers de la langue qui sont parmi les plus fréquents des cancers et les plus effroyables, naissent, sauf de rarissimes exceptions, sur des leucoplasies syphilitiques.

On commence à admettre ce qu'à la suite de Landouzy, de Gaucher, nous avons soutenu sans nous lasser, que la plupart des cancers de la partie muqueuse des lèvres, des commissures et de la face interne des joues, du pharynx et des amygdales, de la partie supérieure du larynx, de l'anus, des muqueuses génitales de l'homme et de la femme, surtout du col de l'utérus, se développent sur des leucoplasies syphilitiques, et l'on sait l'extrême fréquence de ces cancers, surtout de ceux de l'utérus. J'ai même pu démontrer que les cancers de l'œsophage relevaient du même mécanisme.

La genèse de tous ces cancers est donc toujours la même : la syphilis mal soignée donne sur les muqueuses des plaques de leucoplasie ; la leucoplasie irritée (par le tabac par exemple) ou même sans irritations apparentes, s'hypertrophie et bientôt dégénère ; le cancer naissant, le malade étant mal surveillé, devient rapidement un cancer diffus inopérable.

Puisque dans plus de 90 % des cancers de ces muqueuses c'est toujours la même filiation : syphilis, leucoplasie, dégénérescence de la leucoplasie, cancer ; on peut et on doit obtenir la prophylaxie de ces cancers.

Tout d'abord il est évident que tous les efforts qui diminueront le nombre des syphilitiques réduiront proportionnellement le nombre des cancers. Que cette notion capitale soit un encouragement nouveau dans la lutte antisyphilitique.

Ensuite on évitera les leucoplasies, états précancéreux des muqueuses de la langue, de l'utérus, etc., en traitant plus précocement, plus intensément, plus longuement les syphilitiques. Il est évident en effet que si la syphilis est arrêtée dès le début, elle ne donnera pas dans les années suivantes des leucoplasies, graines de cancer ; il est certain que si le syphilitique est bien éduqué, il supprimera les causes adjuvantes (tabac), et le médecin s'apercevra dès le début de l'apparition des leucoplasies, alors qu'elles sont d'ordinaire curables.

Enfin il est non moins évident que si ces leucoplasies ou lésions

7

précancéreuses se sont développées, une surveillance du malade permettra d'empêcher leur dégénérescence en supprimant les causes irritatives : tabac, etc., de suivre leurs progrès et de les détruire dès qu'elles commencent à s'étendre, à s'épaissir, à se fissurer, à s'exulcérer, à végéter. C'est qu'en effet, la marche de ces lésions précancéreuses est très lente, se chiffrant par années : on a tout le temps d'agir alors que le cancer diffus envahit rapidement. C'est qu'en effet, à ce stade précancéreux ou même de dégénérescence cancéreuse initiale des leucoplasies, une ablation du placard leucoplasié, ou la destruction par le feu au galvanocautère, sous la simple anesthésie locale, est facile et suffisante alors que plus tard il faut, sous anesthésie générale, affronter des opérations graves, enlevant des organes entiers, créant des mutilations souvent irréparables. Comme la plupart des médecins, j'ai ainsi suivi, traité et préservé des leucoplasiques de cancers certains de la langue, de l'utérus, de la bouche, démontrés sans contestations possibles par l'examen microscopique de la lésion opérée, malades que je revoie périodiquement et qui restent guéris grâce à ce traitement précoce.

En résumé :

— Luttons tous contre la syphilis et protégeons-nous-en par tous les moyens pour nous préserver des cancers.

— Syphilitiques, soignez-vous le plus précocement, le plus intensément et le plus longuement qu'il sera possible pour empêcher la syphilis de donner dans les années qui suivront, des leucoplasies graines de cancer ; suivez les préceptes d'hygiène donnés par votre médecin et évitez le tabac, cause adjuvante principale du développement des leucoplasies buccales.

— Syphilitiques anciens, vous êtes menacés de cancers plus que les autres malades ; faites-vous périodiquement surveiller par votre médecin afin qu'il décèle les lésions profondes ou cachées avant qu'elles ne soient graves et notamment les leucoplasies graines de cancer avant qu'elles s'étendent.

— Leucoplasiques, n'irritez pas vos lésions par le tabac, etc., faites-vous examiner au moins deux fois par an par votre médecin, revoyez-le plus tôt si votre leucoplasie présente la plus petite modification.

— Leucoplasique dont la leucoplasie s'étend et s'épaissit, se fissure, s'endolorit, s'exulcère, devient rouge au lieu de rester blanche, et végète, hâtez-vous d'aller chez votre médecin, n'attendez pas une semaine : car il faut d'urgence détruire cette graine de cancer qui germe ; il ne faut pas s'attarder à des caustiques (bichromates, baumes, etc.), à des pommades, car rien n'est plus dangereux que d'irriter une plaque de leucoplasie en voie de dégénérescence de cancer ; il ne faut pas éluder la destruction en recourant au radium, la destruction par le bistouri ou par le feu est nécessaire, absolument nécessaire et doit être faite d'urgence.

On doit donc le proclamer bien haut, devant le grand public qui, terrorisé par les idées anciennes sur le cancer y voit un mal inévitable : Plus souvent qu'on ne le croit on peut prévenir le cancer et le guérir, c'est affaire d'éducation hygiénique et de volonté.

CONSÉQUENCES DE LA SYPHILIS

La syphilis est une maladie grave, redoutable.

La syphilis est un péril individuel, familial, social.

Elle constitue un danger social par les dommages individuels qu'elle inflige au malade, par les dommages collectifs qu'elle inflige à la famille (contamination de l'épouse, désunion conjugale, catastrophes pathologiques compromettant les intérêts matériels de la communauté), enfin par les conséquences héréditaires qu'elle comporte.

Dommages infligés à la famille.

Trois observations du professeur Fournier :

1° Un ouvrier graveur contracte la syphilis à 23 ans et ne s'en traite que légèrement. A 33 ans, il se marie et devient bientôt père de deux enfants. Habile de son métier, il subvient facilement aux besoins de sa famille. Mais tout à coup, le voici aux prises avec une syphilis cérébrale grave, laquelle se termine par une hémiplégie droite. Travail désormais impossible. Conséquences : *Misère*, misère noire.

2° Un jeune architecte se marie sept ans après avoir contracté une syphilis qui, bien que négligemment traitée, n'en est pas moins restée remarquablement bénigne jusqu'alors. Six mois plus tard, il est pris d'accidents cérébro-spinaux spécifiques. Il meurt en laissant une femme et un tout jeune enfant dans un *dénuement* absolu.

3° Un jeune artiste, peintre plein de talent et d'avenir, se marie quelques années après avoir contracté une syphilis qu'il n'a que très sommairement traitée. Tout va pour le mieux pendant quelques années. Les tableaux se vendent bien, le ménage prospère et s'enrichit d'un enfant. Puis survient au mari une affection oculaire double qui, attaquée trop tardivement par la médication spécifique, aboutit à une cécité complète. Résultat : famille ruinée, tombant dans l'indigence et forcée de s'inscrire au bureau de bienfaisance pour ne pas mourir de faim.

Contamination de l'épouse.

Sur 100 femmes syphilitiques, 20 sont infectées par le mari.

Les conséquences de la syphilis dissimulée par le mari et ignorée de la femme sont particulièrement redoutables.

Le devoir du mari est de *tout dire* à sa femme.

Conséquences héréditaires.

Mortinatalité (avortements syphilitiques).
Mortalité infantile (prématuration et polymortalité).
Hérédo-syphilis (enfants syphilitiques).
Dystrophies et dégénérescence hérédo-syphilitiques : avortons, débiles physiques, rachitiques, dégénérés, débiles mentaux, arriérés, anormaux.

Une observation du professeur Fournier :

Une femme, grande, vigoureuse, bien portante, se marie à 19 ans. Elle commence par avoir trois superbes enfants. Après sa troisième couche cette femme reçoit la syphilis de son mari, lequel venait de la contracter dans une escapade amoureuse. Depuis lors, elle est devenue enceinte sept fois : 1re grossesse (après la syphilis) : avortement au 5e mois ; 2e grossesse : accouchement prématuré à 7 mois 1/2 ; enfant chétif, rabougri, mourant le 15e jour ; 3e grossesse : accouchement presque à terme, enfant mort-né ; 4e grossesse : accouchement prématuré : enfant mort-né; 5e gros-

sesse : accouchement prématuré, enfant mort-né ; 6ᵉ grossesse :
avortement à 3 mois 1/2 ; 7ᵉ grossesse : avortement à 6 semaines. Résumé : 10 grossesses, dont 3 antérieures à la syphilis ame-
nant des enfants à terme bien portants ; et 7 postérieures à la
syphilis aboutissant à 4 accouchements prématurés et 3 avortements !

CONSÉQUENCES HÉRÉDITAIRES DE LA SYPHILIS
MORTINATALITÉ ET MORTALITÉ INFANTILE

Par M. le Professeur Couvelaire.

Le spirochète, agent de la syphilis, peut infecter l'œuf, soit au moment même de la fécondation, soit au cours de son évolution intra-maternelle.

L'infection est d'autant plus nocive qu'elle est plus récente et qu'elle n'a pas été régulièrement traitée, mais il ne faut pas compter sur la stérilisation spontanée par le temps.

Elle peut se transmettre non seulement d'une génération à l'autre, mais à plusieurs générations successives.

Les conséquences de la syphilis ovulaire sont :

La mort de l'œuf qui sera expulsé après une rétention intra-utérine plus ou moins longue.

L'expulsion prématurée ou tempestive d'un œuf vivant, mais infecté.

Le fœtus né vivant, mais infecté, peut, au moment de sa naissance, présenter des lésions manifestes de syphilis cutanée, muqueuse ou viscérale (pemphigus, plaques muqueuses, hypertrophie hépatique et splénique).

Il peut au contraire présenter l'apparence d'un enfant bien portant, les signes de syphilis apparaissant plus ou moins tardivement (coryza, hémorragies multiples, lésions cutanées et muqueuses, athrepsie précoce, pseudo-paralysie de Parrot, etc.).

Les manifestations de l'hérédo-syphilis peuvent être plus tardives encore et n'apparaître que pendant l'enfance et même à l'âge adulte.

A côté de ces manifestations de syphilis héréditaire il faut faire une place à l'ensemble des stigmates dystrophiques si fréquemment observés dans la descendance des syphilitiques et qui ne sont que les aboutissants de lésions organiques déterminées par le spirochète.

Parfois ces manifestations sont tellement discrètes qu'elles échappent à un examen non systématique. L'infection ne se révélera avec évidence que sur la deuxième génération.

Les statistiques de nos maternités mettent en évidence le rôle de premier plan de la syphilis comme cause de mortalité du fœtus et du nouveau-né.

Pendant l'année 1920, dans mon service de la clinique Baudelocque, en ne tenant compte que des œufs expulsés après le 6ᵉ mois de la gestation, je relève sur 3.622 naissances :

Fœtus : 55, morts pendant la gestation.

      46, — — l'accouchement.

Nouveau-nés : 103, morts avant le dixième jour après la naissance, dont 84 prématurés débiles.

Or, sur 55 cas de morts du fœtus pendant la gestation après le 6ᵉ mois, la syphilis a été reconnue avec certitude (antécédents syphilitiques, constatation de lésions syphilitiques en évolution, réaction de Bordet-Wassermann positive, chez la mère) dans 24 cas. C'est donc pour la mortalité fœtale un minimum de près de la moitié des cas qui relèvent de la syphilis.

D'autre part, sur 84 prématurés débiles, nés vivants et morts avant le 10ᵉ jour, il a été possible de reconnaître chez la mère une syphilis certaine, dans les conditions indiquées plus haut, dans 17 cas, soit dans une proportion minima de plus de de 1 sur 5.

Ces chiffres de mortalité suffisent à démontrer l'importance de la syphilis comme facteur de mortalité du fœtus et du nouveau-né. Point n'est besoin de leur adjoindre les chiffres de morbidité syphilitique qui, négligée, entraînera plus ou moins tardivement la mort du nourrisson, pour en tirer cette conclusion qu'un devoir s'impose aux médecins et plus particulièremènt aux accoucheurs, le devoir de dépister la syphilis pour la traiter avant la procréation, pendant la gestation et après la naissance.

Il faut d'abord dépister la syphilis.

J'ai rassemblé les observations de morts du fœtus *in-utero* après le 6ᵉ mois de la gestation, causées par la syphilis, pendant dix années de fonctionnement de la clinique Baudeloc-que (1909-1919) :

Sur un ensemble de 233 cas, la syphilis n'était cliniquement évidente chez la mère, de par une anamnèse précise ou des signes objectifs, que dans 60 cas, c'est-à-dire dans 1/4 des cas seulement.

Dans les 3/4 des cas, en l'absence de toute manifestation pathologique maternelle, c'était seulement par l'évolution des gestations antérieures, par la constatation au niveau de l'œuf de signes révélateurs ou suspects et après coup par la réaction de Bordet-Wassermann, qu'une syphilis insoupçonnée ou ina-vouée était mise en évidence. *C'est la syphilis de l'œuf qui révélait au médecin la syphilis des procréateurs.*

La notion essentielle qui découle de ces faits, c'est que, en dehors des syphilis paternelle, maternelle ou conjugale dont l'existence s'impose à l'attention du médecin, il est un plus grand nombre de syphilis qui ne lui seront révélées que par les lésions de l'œuf, dépistées quelquefois au cours de la ges-tation, reconnues le plus souvent après son expulsion, parfois même tardivement chez le nouveau-né ou le nourrisson.

Il faut donc :

1° Chez les femmes en état de gestation, mettre en œuvre, plus que cela n'a été fait jusqu'à présent, toutes les méthodes de diagnostic pour dépister les syphilis latentes. A cet égard la réaction de Bordet-Wassermann me paraît être d'une uti-lité réelle quoiqu'elle soit parfois en défaut.

2° Après l'accouchement s'attacher à rechercher systémati-quement les signes de syphilis ovulaire. en particulier l'hyper-trophie du placenta fréquente dans les syphilis anciennes et dans les syphilis de deuxième génération.

3° Dépister chez le nourrisson les manifestations pathologiques d'origine syphilitique.

Si notre préoccupation de dépister la syphilis doit s'étendre sur tous les stades de la fonction de reproduction, il doit en être de même en ce qui concerne l'application du traitement.

A cet égard on peut affirmer que le traitement systématique avant la procréation, pendant la gestation et après la naissance donnera une *certitude presque absolue de succès* au point de vue de la vie et de la vitalité de l'enfant.

Mais il ne suffit pas de proclamer des principes dont la vérité est reconnue par tous les accoucheurs et tous les syphiligraphes. Il faut les réaliser.

Il ne suffit pas de traiter la femme syphilitique en état de gestation ou l'enfant syphilitique après sa naissance.

Il faut répandre la notion que le traitement prophylactique efficace de l'hérédo-syphilis doit être institué avant la procréation et poursuivi pendant la gestation, et après la naissance. Il faut *assurer l'intégralité du traitement familial prophylactique.*

HÉRÉDO-SYPHILIS : TARES HÉRÉDO-SYPHILITIQUES PHYSIQUES ET PSYCHIQUES.

Par M. le Dr Paul Gastou.

La syphilis des parents : du père, de la mère ou des deux, peut : se transmettre aux enfants en nature; les tuer avant de naître; ou les laisser vivre avec des tares physiques et morales.

1° Lorsque la syphilis se transmet en nature elle donne lieu à des accidents analogues à ceux de l'adulte mais ayant une évolution spéciale : c'est la *syphilis héréditaire précoce ;* ou bien elle se traduit plus ou moins longtemps après la naissance et dans l'enfance, par une série de manifestations sur les muqueuses, la peau, les dents, les oreilles, les yeux, les os, etc., etc., manifestations appelées stigmates et caractérisant la *syphilis héréditaire tardive.*

2° Lorsque la syphilis détermine des troubles pendant la grossesse et l'accouchement ; elle peut tuer l'embryon dans l'œuf, ou déterminer des maladies du fœtus : c'est ce qui constitue l'*hérédo-gravidité syphilitique* avec ses stigmates obstétricaux : *mortalité entraînant la stérilité, avortements et fausses couches, naissance de débiles et de prématurés, expulsion à terme de mort-nés macérés ou non, hydropiques, hydrocéphales ; l'expulsion à terme d'enfants vivants, mourant aussitôt : d'asphyxie brusque, de sclérème, de convulsions, d'hémorragies, ou, sans causes apparentes; la naissance d'enfants atteints de nævi, d'angiomes, d'arrêts de développement, d'amputations et malformations : ectromélie, syndactilie, polydactilie, bec de lièvre, voûte ogivale, luette bifide, spina-bifida, pieds ou doigts bots, anomalies de l'œil, de l'oreille, des dents.*

3° Lorsque la syphilis agit à la manière de toutes les maladies infectieuses ou toxiques : *infections, intoxications, tuberculose, lèpre, paludisme, alcoolisme, saturnisme, tabagisme*, etc. ; elle détermine une série de tares physiques et psychiques qui caractérisent l'influence de l'hérédité syphilitique, on l'appelle : *hérédo-syphilis.*

L'hérédité syphilitique est de toutes les hérédités toxi-infectieuses celle qui produit le plus de tares; en voici l'énumération succincte.

Tares physiques : dystrophies, dégénérescences, prédispositions et altérations viscérales.

Monstruosités et arrêts de développement du corps, de la face et des membres ; asymétrie du corps et de la face ; malformations de la tête, du crâne et de la face : microcéphalie, macrocéphalie, dolichocéphalie, brachycéphalie, oxycéphalie, hydrocéphalie ; arrêts de développement ; malformation de l'œil, myopie ; de l'oreille ; prognatisme et anomalies des mâchoires ; anomalies dentaires ; déformations et déviations de la colonne vertébrale ; déformations du thorax, des membres ; rachitisme ; anomalie des organes génitaux ; difformités de la peau ; anomalies de croissance et de taille : infantilisme, nanisme, gigantisme, féminisme ; anomalies viscérales ; lésions du cœur, des vaisseaux, rétrécissements et atrophies ; maladies du système nerveux avec : convulsions, paralysies, contractures, mort par méningite. Crampes, spasmes, tremblements, retard de la marche, strabisme, surdimutité, bégaiement, incontinence d'urine, torticolis, tics.

Troubles de la sensibilité : anesthésies, hyperesthésies ; troubles de l'audition et de la vision ; emphysème, prédisposition à la tuberculose ; chlorose, asphyxie des extrémités, cyanose ; troubles des fonctions digestives.

Tares psychiques : dégénérescences mentales.

En tête de ces tares il faut placer de véritables maladies nerveuses telles que : épilepsie, hystérie, chorée, tics, déséquilibration motrice.

L'hérédité syphilitique peut produire en outre :

Des dégénérés supérieurs : prodiges.

La débilité mentale : arriérés, idiots, imbéciles.

Des vésanies : instabilité et confusion mentale, folie morale.

Des névroses : anormaux, irritables, instables, obsédés, déprimés, excités, maniaques, monomanes.

Des déséquilibrés : originaux, excentriques, inconscients.

Des pervertis : avec anomalies du sens génital, érotomanie, sadisme.

Des criminels : amoraux, impulsifs, homicides.

L'hérédité syphilitique ne s'arrête pas aux descendants directs, elle peut s'étendre à la deuxième génération, quelquefois même à la troisième.

Tares physiques et psychiques
à la deuxième génération.

Ces tares aboutissent à la déchéance individuelle, à l'extinction de la famille où à la dégénérescence de la race. En dehors des tares de première génération qui se montrent également à la deuxième génération, il a été signalé :

La chétivité native, la débilité congénitale, la lenteur et difficulté de croissance, la tendance à l'anémie et au lymphatisme. Adénopathies multiples. Troubles vasculaires à allures asphyxiques : refroidissement des extrémités, mains bleuâtres.

Tares nerveuses : nervosisme, hystéricisme, impressionnabilité, phobies, convulsions, débilité intellectuelle.

On note également des maladies articulaires : la luxation de la hanche, le pied bot ; l'anémie, l'hémophilie ; des malformations du cœur.

Comme on le voit par cette énumération la syphilis ignorée, la syphilis mal soignée ou insuffisamment soignée, en produisant un germe mâle ou un terrain féminin altérés, peut donner des produits monstrueux, mal venus, prédisposés, ou incapables eux-mêmes de produire des rejetons sains.

L'hérédo-syphilis aboutit à l'extinction de la famille en même temps qu'à la dégénérescence de la race et à la dépopulation.

QUATRIÈME PARTIE

CONSERVER LA SANTÉ EST UN DEVOIR SOCIAL

Par M. Georges Renard,
Professeur au Collège de France.

Jeune homme, en qui le sang bouillonne et fermente, devant qui la vie s'ouvre pleine d'inconnu et de tentations, ne joue pas avec ta santé. Ne l'expose pas étourdiment aux périls qui la guettent de toutes parts, dans le plaisir plus encore que dans le travail. Veille précieusement sur un bien précieux.

Cela ne veut pas dire que tu doives passer ton temps à inspecter ta langue devant un miroir, à te tâter le pouls, à prendre ta température, à t'écouter vivre, à te barricader contre le froid et le chaud, à te calfeutrer contre le vent et la pluie. Ces précautions peuvent convenir à un vieillard ; à ton âge, il sied d'endurcir et d'assouplir ton corps, de l'accoutumer aux intempéries, d'en faire le serviteur docile et vigoureux d'une volonté résolue.

Mais ne va pas, par entraînement des sens, dans un coup de désir, dans un moment de griserie, ou bien par vantardise, par esprit moutonnier, pour faire comme les camarades, aventurer les chances que tu possèdes d'une existence longue et féconde.

Ton intérêt te commande la prudence. Ton avenir dépend de ta sagesse présente. Tu vaux beaucoup pour l'instant, ayant devant toi un nombre d'années qui peut être considérable. Mais si tu te laisses avarier et détériorer, si tu deviens un pauvre être malingre toussotant et souffreteux, tu perds aussitôt les trois quarts du prix auquel on t'estimait ; tu descends, sur le marché des valeurs humaines, au rang des objets défraîchis que l'on achète au rabais.

Tu vas me dire : « Qu'importe ? Mon corps est à moi. Je puis en faire ce que je veux. Cela me regarde seul. » Eh bien ! Non. Ce n'est pas vrai. Cela regarde encore ceux qui t'entourent. Tu es comptable de toi-même envers ta famille, ta patrie et l'humanité.

D'abord, ta santé est un patrimoine qui te vient de tes parents et que tu dois léguer, intact et, si possible, accru, à tes enfants. Pense aux soins dont fut environnée ton enfance, aux sacrifices qui furent consentis pour ton éducation, à l'espoir qui fut mis en ta destinée par ton père et ta mère, et songe que tout cela est vain, illusoire, si tu n'as pas la force corporelle pour réaliser ce qu'on attendait de ton intelligence et de ton labeur. Pense surtout à ceux qui naîtront de toi et qui auront le droit de te maudire, si tu leur transmets un sang vicié, des nerfs débiles, des tares et des souffrances qui les tiendront en état d'infériorité dans la lutte pour la vie.

Pense ensuite à la société dont tu fais partie et qui fut ta mère-nourrice. Tu lui dois ton savoir ; tu as, sans même t'en douter, bénéficié des conquêtes qu'elle a faites sur la nature, des mille commodités qui composent ce qu'on appelle la civilisation et qu'elle a créées peu à peu au cours des siècles. N'est-il pas juste que tu lui rendes, selon ton pouvoir, ce que tu as reçu d'elle, que tu travailles à la laisser meilleure et plus heureuse que tu ne l'as trouvée ?

Or, comment pourras-tu être pour ton pays un citoyen utile, bon producteur en temps de paix, bon défenseur en temps de guerre, si ta santé et par suite ton humeur est mauvaise, si tu deviens ainsi pour lui une charge au lieu d'être un soutien, si tu n'es plus qu'un malade qui a besoin d'être soigné par les autres et qui borne son ambition à dépenser au compte-gouttes un reste de vitalité.

Et puis pense encore à ceci : que tu es un chaînon d'une chaîne immense dont le commencement se perd dans la nuit des temps, le produit de générations innombrables, l'aboutissant provisoire de l'effort archi-séculaire qui a lentement perfectionné la bête à deux pieds que fut l'homme primitif ; que tu contiens en toi l'humanité antérieure comme l'humanité future ; que tu ne peux faire banqueroute à tes devanciers et à tes successeurs sans être coupable d'ingratitude envers ceux qui t'ont précédé et de vol envers ceux qui te suivront.

Pour toutes ces raisons, jeune homme, épargne ta santé comme un trésor qui ne t'appartient pas en propre, mais dont tu es seulement le dépositaire. Les anciens, qui ne séparaient pas ce qui doit rester uni, avaient une belle devise en deux parties : *Mens sana in corpore sano.* « Esprit bien portant dans un corps qui se porte bien. » Fais ton possible pour atteindre ce double idéal : les modernes n'ont pas trouvé mieux.

LES AVANTAGES DE LA CONTINENCE

Par M. le Dr J. Héricourt.

Il y a la continence absolue, et la continence relative ; le jeûne et la sobriété.

S'agit-il d'adolescents ? leur hygiène sexuelle est bien simple ; elle ne comporte qu'une règle, la continence absolue.

Est adolescent celui dont la croissance n'est pas encore terminée, et chez l'homme, la croissance, qui peut être arrêtée vers 20 ans, se prolonge le plus souvent jusqu'à 22 ou 23 ans.

Or, tant qu'un organisme est en voie de croissance, tant que sa construction n'est pas achevée, la fonction de reproduction ne doit pas entrer en activité. Et cela pour cette raison physiologique, que toutes les observations mettent en évidence, à savoir que l'organisme ne peut faire en même temps les frais de son développement et ceux de sa reproduction. Aussi voit-on le travail de la construction s'arrêter, ou tout au moins languir, dès que celui de la reproduction commence.

Ainsi la première conséquence de la prématuration sexuelle est de fixer l'organisme au degré de développement où il est parvenu, et d'empêcher son complet épanouissement. La prématuration sexuelle fait de l'adolescent un adulte imparfait.

Or cet adulte imparfait, en lequel est mué l'adolescent du jour au lendemain, est un individu diminué, non seulement dans ses capacités physiques et intellectuelles, mais encore dans sa force de résistance aux maladies, notamment à la tuberculose.

Nombre de tuberculoses de l'enfant, qui ne demandaient qu'à s'éteindre, sont remises en marche, chez l'adolescent victime de la prématuration sexuelle au moment même où l'état d'immunité allait être acquis.

Aussi est-il lamentable d'entendre encore parler, dans de certains milieux, des *besoins* des jeunes gens, et de voir, en conséquence, des pères favoriser la débauche de leurs fils, sous ce prétexte qu'il faut que « jeunesse se passe ».

Les besoins sexuels des adolescents sont une simple légende. Normalement, ils n'existent pas ; et s'ils viennent à se manifester, c'est qu'ils ont été éveillés par des excitations physiques ou psychiques indues.

En fuyant les milieux, bien connus, où foisonnent ces excitations, les organismes adolescents reprennent vite leur équilibre, et les prétendus besoins cessent de se manifester.

Plus tard, quand l'adolescent sera arrivé à l'état adulte, il sera légitime que toutes ses fonctions entrent en action, mais alors encore, il ne devra pas oublier que la fonction génitale ne doit pas être considérée simplement comme un jeu ou une source de plaisirs, et que ceux qu'elle procure coûtent fort cher à l'organisme.

L'hygiène sexuelle a ses règles, et c'est en les observant que l'individu assurera sa valeur physique et sa valeur mentale.

Ces règles comportent une continence relative, et la plus grande sobriété possible. Si même l'adulte, par sa situation sociale, ou du fait de conditions de milieu, se trouve amené à pratiquer la continence absolue, qu'il soit bien persuadé que celle-ci ne lui fait courir aucun danger.

Le professeur Fournier avait coutume de déclarer qu'il ignorait complètement les troubles résultant de la continence, pour cette simple raison qu'il ne les avait jamais observés.

Par contre, la continence absolue et la continence relative ont de nombreux avantages.

L'acte génital a pour conséquence, chez le mâle, une fatigue très appréciable : *post-coïtum, animal triste*. Cette fatigue se révèle d'ailleurs dans la composition des urines, et quand elle devient excessive, du sucre peut y apparaître.

La fatigue en question peut être attribuée à deux facteurs : d'abord à un véritable choc nerveux, et la glycosurie qui peut en résulter en est le témoignage ; et aussi à une perte matérielle, organique et minérale, résultant de l'émission de la semence, laquelle doit être remplacée, et emprunte à tout l'organisme ses parcelles les plus précieuses.

Or une telle spoliation ne saurait se répéter trop fréquemment sans dommage pour le producteur, ou pour le produit.

Sans doute, il se fait une réparation ; mais cette réparation exige un certain temps. Si l'acte génital est assez fréquemment répété pour qu'il en résulte un état de fatigue subintrant, alors l'activité de l'individu, son activité musculaire comme son activité cérébrale, subit un déchet qui le diminue d'abord dans sa valeur productive, et qui bientôt entame sa vitalité même.

Il est d'ailleurs notoire que nombre de grands producteurs, dans les divers domaines de la pensée, de la science et des arts, ont été des continents absolus ou relatifs, et tous ceux connus pour s'être livrés sans mesure à la passion amoureuse, ou n'ont fourni qu'une très courte carrière, ou n'ont produit que des œuvres déséquilibrées et morbides.

Les effets de la fatigue génitale sur la volonté et sur l'activité musculaire sont ressentis avec une acuité spéciale par les personnes qui se livrent à la pratique des sports. Bien vite, en effet, les sportifs ont remarqué que l'incontinence était pour eux défavorable, et même dangereuse, et qu'un écart intempestif avait pour conséquence fatale l'échec dans les épreuves.

Comme les sportifs, les travailleurs qui, dans l'exercice de leur profession, ont besoin d'efforts réguliers, de précision, et d'une tension nerveuse d'un taux assuré, les musiciens, par exemple, chanteurs et instrumentistes, connaissent également l'influence néfaste de la fatigue génitale, qui dérègle leur mécanisme.

Aux Etats-Unis, les clubs sportifs ordonnent la continence et, dans le hall d'entrée de telle de ces institutions, on peut lire des affiches, avec planches anatomiques, disant :

Les testicules produisent une sécrétion qui, apportée par le sang au cerveau, donne de l'énergie. De cette sécrétion, gardez-en le plus possible pour être bien portants, forts, intelligents, et pour réussir dans la vie. L'instinct sexuel est avantageux si vous le dominez, car alors il vous procure l'endurance, l'énergie, la capacité de comprendre et d'agir.

Ainsi, dans tout le cours de l'existence, la modération sexuelle, de plus en plus marquée avec le nombre des années, doit être la règle générale.

Cette modération est facilement observée dès que la suppression des excitations factices est devenue règle de conduite.

Et par ce régime de la continence relative, chacun sera assuré du maximum de productivité dans le travail, du maximum de résistance aux maladies, et du maximum de durée de l'existence.

*
* *

Ne crains pas d'être chaste.

C'est un préjugé que de croire la chasteté impossible, ou seulement nuisible à l'homme.

Aucune observation médicale n'autorise une telle affirmation.

Quand la fonction génitale s'éveille chez le jeune homme, si elle ne trouve pas à s'exercer, elle devient bientôt torpide et silencieuse ; et quand elle se rappelle à l'attention par des provocations gênantes, c'est qu'elle a été réveillée par des excitations anormales.

D'ailleurs, un sommeil longtemps prolongé de cette fonction n'est aucunement susceptible d'entraîner son atrophie, et elle est toujours capable, même après de longues années d'inactivité, de s'exercer dans les conditions normales.

Jamais la santé générale n'est affectée par la chasteté.

Bien plus, il semble que la chasteté ait souvent été la condition de productions intellectuelles extraordinaires, autant dans le domaine de la science que dans celui de l'art, et nombre d'hommes de génie sont connus pour avoir été des chastes.

Par contre, l'exercice prématuré de la fonction sexuelle est toujours pernicieux [1].

1. D' J. Héricourt, *Les trente-six commandements de l'hygiène.* XVI° commandement. Edition de « La Revue ». — *L'Hygiène moderne,* ch. X, La vie sexuelle. — *Les maladies des Sociétés.* Flammarion, bibliothèque de Philosophie scientifique bibliothèque de philosophie scientifique.

POUR LUTTER CONTRE LA DÉBAUCHE

Par M. Ferdinand Buisson.

Esto Vir !

Homme, qui que tu sois, tu ne peux pas ne pas connaître la passion sensuelle, ses redoutables poussées et ce qui est pire, les innombrables sophismes dont elle s'arme, se décore ou se justifie. Tu sais qu'il y a des heures où, malgré tout, il faut que la nature, comme on aime à dire, reprenne ses droits.

La nature ? C'est vrai, mais laquelle ? disait Spinoza, car il y en a deux, également « naturelles » : celle d'en bas et celle d'en haut, la nature animale et la nature humaine. La difficulté est de les concilier, de subordonner l'une à l'autre et, en cas de conflit, de faire nettement triompher l'une des deux.

Qui te décidera à prononcer pour celle-ci contre celle-là ? Tu es le juge, tu apprécieras.

Certains te diront que tu n'es pas libre, que ton choix est fait d'avance ou plutôt t'est d'avance imposé par une obscure et invincible fatalité dont tu ne peux t'affranchir qu'en apparence. Mais tu ne t'arrêteras pas à cette vaine excuse : tu sens bien, tout au fond de toi-même, que tu peux choisir, que tu dois choisir et que, si tu cèdes à l'entraînement des sens, cela même est un choix, dont tu es si peu fier que tu ne veux pas te l'avouer.

Sois sincère. Rentre en toi-même. Tu conviendras que de toutes les forces de résistance qui peuvent s'opposer à la débauche, il en est une qui, à elle seule suppléerait à toutes les autres et que nulle autre ne remplace : c'est une sorte de puissance intérieure à laquelle tu peux toujours te soustraire, mais que tu essaierais en vain d'ignorer. Tu l'entends toujours très clairement, même quand tu ne l'écoutes pas, même aux pires heures d'effervescence sexuelle, cette voix impérieuse qui te répète simplement le mot fameux des anciens: *Esto vir*, sois un homme! C'est-à-dire: puisqu'il faut opter finalement entre l'homme et la brute, opte pour être un homme !

Suivant les circonstances, cet ordre semble dicté surtout : par le sentiment, par l'intelligence, par la volonté. Trois formes différentes de la même injonction.

Le *sentiment* : tu ne parviens pas à étouffer le dégoût que tu t'inspires à toi-même quand tu as cédé à ce que tu t'efforces de réhabiliter à tes propres yeux en l'appelant un sentiment. C'en est un, en effet, mais seulement pour l'animal, en qui rien n'y vient faire contrepoids. Il existe aussi chez toi, ce penchant brutal et bestial, mais il se heurte à un instinct supérieur que, malgré toi, tu rougis de sacrifier à de bas appétits. L'animal ne rougit pas, il ne se cache pas, il n'a jamais ni honte, ni remords, ni malaise. Peux-tu en dire autant ?

L'*intelligence* ensuite traduit en idées cet avertissement confusément donné par le trouble intime de ton être après une indigne satisfaction. C'est que tu as beau faire, tu vois avec une implacable évidence que dans la personne humaine il y a autre chose que l'être animal. Eh ! sans doute, la personne humaine n'est pas un produit de la vie animale réduite à ses grossiers rudiments : il y a fallu l'action de la société, l'organisation séculaire des groupements sociaux, bref toute la civilisation. Aspires-tu donc à te délivrer de la civilisation ? Prétends-tu redevenir l'homme de la nature, c'est-à-dire non pas même le sauvage, mais la brute livrée à tous les hasards d'une existence de brute? Dès que la question se pose, tu en entrevois l'absurdité, tu te refuses à cette dégradation. Que tu le saches ou que tu le nies, tu es obligé de respecter, ne fût-ce qu'en toi-même, la dignité de l'homme. Mais comment ne la respecter qu'en toi et la violer impudemment dans les autres ? Ose dire tout haut que les femmes sont créées tout exprès pour ton plaisir et que tu tiens pour une chimère qu'on prétende t'en priver. Ose déclarer que tu veux jouir, que jouir est ta raison d'être, que tu n'y veux ni règle, ni limite. Non, tu t'aperçois, tout de même, que tu n'es pas seul au monde, que d'autres y ont les mêmes droits que toi, que le même respect leur est dû, que la société, à tout prendre, est faite précisément pour garantir ce respect, que c'est là le fond de la morale et que se mettre au-dessus de la morale, c'est se mettre au-dessous de l'humanité.

Et quand on en est venu là, ce n'est plus seulement un sentiment, plus seulement une idée qui s'impose : il se forme une résolution, la *volonté* conclut, l'action s'ensuit, conforme à ces commandements intérieurs qui, peu à peu, pèsent assez fort sur nous pour briser toute résistance.

Toi-même qui, tout à l'heure, te plaignais d'être limité dans ton droit à la vie et aux plaisirs de la vie, tu découvres qu'on ne mérite pas le nom d'homme si l'on ne sait pas respecter l'homme en tout être humain. Contrainte, gêne, obligation, devoir ? Oui, mais tous ces mots ont changé d'aspect ; ils ne t'enchaînent pas, ils te libèrent ; ils te grandissent, loin de te diminuer. Car ils expriment tous une loi que tu t'imposes parce qu'elle s'impose à ta raison, une loi qui est ta conquête la plus précieuse, forgée au cours des siècles mot par mot, lettre après lettre, sous l'effort incessant de réflexion qui a forgé la conscience humaine.

Et de cette nouvelle orientation, que résulte-t-il ? Tu marches désormais dans la vie les yeux ouverts. Tu sais qui tu es et ce que tu veux. Tu ne prétends être ni un héros, ni un saint. Tu ne te donnes point pour un surhomme : tu ne te flattes pas d'échapper aux conditions qui sont celles de ton existence si bornée, si faible, si chancelante : tu as simplement l'ambition de n'être pas l'esclave de la sensualité. Tu es homme, et rien de ce qui est humain, c'est-à-dire supérieur à l'animalité, ne te sera étranger.

C'est dire que tu lutteras toujours, que tu ne t'imagineras pas avoir vaincu le mal une fois pour toutes. Il faut recom-

mencer tous les jours à se surveiller, tous les jours à s'affranchir de la servitude des passions, tous les jours à écarter les
images séductrices à qui la moindre complaisance livre si vite
nos sens, notre imagination, notre cœur. Mais ce travail conti-
nuel, loin de te rebuter ou de t'humilier, te deviendra aussi
naturel, aussi nécessaire que l'air pur à tes poumons et l'exercice à ton corps.

D'autres peuvent rêver un état de perfection qui, une fois
atteint, ne laisserait plus de place à aucun danger de retour
en arrière. Tu n'auras pas cette sécurité. L'équilibre moral de
ta vie entière dépendra d'un effort invisible et continu, d'une
suite d'obscures victoires quotidiennes. Mais quoi ? c'est la loi
même sous laquelle s'exerce la liberté de l'homme. Infaillible ?
Invulnérable ? Inaccessible aux défaillances ? Non, il ne l'est
pas. Mais il peut avoir à cœur de ne pas tomber ; s'il tombe,
de se relever ; et, quoi qu'il arrive, de ne jamais désespérer.
Il peut mettre son point d'honneur à tenir en échec les plus
fortes sollicitations d'un ordre physiologique inférieur en leur
opposant inlassablement ce qui fait l'essence même de l'homme,
le respect de soi et le respect d'autrui.

DU DEVOIR POUR TOUT CITOYEN
DE FONDER UNE FAMILLE SAINE

Par M. le professeur PINARD.

Dans toute société, dans toute nation, le fait sociologique capital est la reproduction ; l'individu n'est rien, sa vie étant limitée ; l'unité est l'*espèce* dont l'intérêt est en jeu.

L'union de l'homme et de la femme, en vue de fonder une famille, constitue le fait essentiel et exclusif, le seul qui puisse assurer la perpétuité de l'espèce humaine. L'association de l'homme et de la femme en vue de la reproduction caractérise donc la constitution de la famille, quand elle est prolongée par la nécessité de nourrir l'enfant ou les enfants.

Je répète après H. Marion que l'individu n'est rien par lui seul, et il le sent d'autant mieux qu'il vaut plus. Il ne s'épanouit que dans la famille, laquelle ne subsiste et ne prospère que dans la nation, et c'est du concert des nations, à la fois indépendantes et unies, que sera fait à son tour le bien de l'humanité.

Je n'ai rien à ajouter à cette affirmation, je me borne à l'applaudir et à l'admirer. Certes, l'Assemblée Nationale de 1789, en votant définitivement le 8 octobre 1791 et lançant dans le monde la charte humaine, c'est-à-dire, la Déclaration des Droits de l'homme et du citoyen, a fait une chose bien grande puisqu'elle éclaire le monde entier. Mais elle n'a fait en cela qu'assurer le sort de l'homme et non le sort de l'Espèce, c'est-à-dire la pérennité de l'humanité.

Il lui manque de n'avoir pas proclamé *les Devoirs de*

l'Homme et du Citoyen. J'ajouterai qu'il lui manque aussi de n'avoir pas proclamé les Droits de la femme et de l'enfant.

Les grands devoirs de l'homme sont au nombre de deux, et peuvent être formulés ainsi : Tout citoyen adulte et vigoureux doit produire, c'est-à-dire *travailler*.

Tout citoyen adulte et vigoureux doit se reproduire et bien se reproduire, c'est-à-dire, *fonder une famille saine*.

Ces deux devoirs sont l'un et l'autre d'une nécessité impérieuse. C'est par leur accomplissement que seulement le sort de l'humanité et la perpétuité de l'espèce seront assurés.

Sans travail, l'humanité mourrait d'inanition ; sans reproduction l'espèce humaine disparaîtrait.

Qu'est-ce que le travail donne à l'homme ? Je répondr simplement par ces vers du poète : « Le travail! Ce géant qui nous donne en partage, la dignité, la force, avec la liberté ».

Tout travail ennoblit l'homme et fait vivre l'humanité.

La reproduction ne le cède pas en puissance au travail.

J'ai déjà dit, et je ne cesserai de le répéter : sans elle il n'est point de famille, de société, de nation qui puisse se perpétuer ; c'est donc la fin de l'humanité. Mais de plus, sans elle, il n'y a point chez l'homme de développement mental, de développement moral complets.

Oserai-je dire, que tout célibataire n'est qu'un demi-citoyen ? Je n'hésite pas à l'affirmer et à le proclamer. Et il est facile de démontrer la véracité de cette assertion aussi bien que la légitimité de cette accusation.

De par le fait de son union avec la femme en vue de la reproduction, l'homme éprouve un sentiment de responsabilité qui n'existe pas et ne peut exister chez le célibataire. Mais combien ce sentiment de responsabilité se développe immédiatement après la naissance de l'enfant !

C'est ce sentiment qui va peser à tout jamais sur ses épaules et qui aura l'influence la plus profonde sur la genèse de ses idées, de toutes ses idées. Un célibataire ne pense pas, ne peut penser, un célibataire n'agit pas et ne peut agir, comme un père de famille. Cela dit, il importe pour tout citoyen de bien se reproduire. Il n'est pas un homme qui voulant fonder une famille n'ait le désir de voir sa progéniture saine, vigoureuse. D'où la nécessité absolue pour lui de posséder une instruction et une éducation sexuelles suffisantes. Nous ne sommes plus au temps où l'on croyait à l'influence de la Providence, de la Fatalité ou des astres sur les naissances [1]. Ce qui donne les bonnes ou les mauvaises naissances, c'est la présence ou l'absence de l'hygiène. C'est l'hygiène seule qui doit présider à toute procréation.

Tout citoyen voulant fonder une famille saine doit donc posséder les notions hygiéniques nécessaires pour procréer sainement.

Bien que ces notions ne doivent pas être étrangères à la femme, je m'adresse ici spécialement à l'homme, car la *femme n'est fertilisée que quand l'homme le veut*. Je me résumerai sur ce point en disant que la génétique doit être enseignée à la jeune fille et *à fortiori* à la femme, alors que l'eugennétique doit être enseignée spécialement à l'homme.

Quelles seront les conséquences de cet enseignement ? Je répète ici [2] que déjà le jeune homme évitera les dangers des maladies qui menacent sa vie aussi bien que celle des éléments générateurs qu'il possède et qui lui ont été transmis par ses parents. Non seulement il voudra rester sain pour procréer, mais encore, il recherchera et il devra rechercher pour s'unir avec lui une jeune fille saine. Le capital le plus précieux que puisse posséder une jeune fille est un bon état de santé. Les lois générales de l'hérédité ne doivent donc être ignorées ni des jeunes gens, ni des jeunes filles. En résumé *toute procréation devrait être le résultat d'une volonté éclairée et consciente*. Il n'est pas d'acte qui engage plus la responsabilité de l'homme.

---

1. J'ai écrit il y a longtemps déjà les lignes suivantes : C'est seulement quand la vie sera donnée hygiéniquement à tous les enfants, quand tous les enfants accompliront hygiéniquement leur première vie dans le sein maternel, quand après la naissance à la lumière, tous les enfants vivront hygiéniquement que le plus grand progrès de la civilisation sera réalisé.

2. Voir le chapitre *De la nécessité de l'éducation sexuelle*, p. 7.

En écrivant ces lignes je ne méconnais point combien est grande la réforme des mœurs que je demande, que je réclame avec autant d'instance que d'insistance. Aujourd'hui encore, le dieu Hasard préside à la pluralité des procréations ; bien souvent elles sont indésirées et quand elles sont désirées, le plus souvent aussi elles ne sont point éclairées.

Il m'apparaît cependant que je ne demande point une chose insensée. Actuellement, en France du moins, l'homme réfléchit assez pour limiter — ô combien ! — le nombre de ses enfants ; il me semble qu'il ne lui est pas plus difficile de réfléchir quand il veut procréer. Quand il connaîtra les conditions nécessaires indispensables pour obtenir une bonne procréation, sera-t-il assez dénué de bon sens, sera-t-il assez inconscient, assez fou, pour procréer en état d'ébriété, d'ivresse, de maladie quelconque, de convalescence ou même en état de fatigue? si oui, il commettra simplement un crime, je n'hésite pas à le crier bien haut. Donc tout citoyen honnête, qui veut fonder une famille saine, ne devra jamais oublier que la bonne procréation exige impérieusement l'état sain des procréateurs, l'état d'euphorie, *l'optimum physiologique*, comme le disent les puériculteurs.

*
* *

J'arrive maintenant à l'énoncé d'une question aussi importante que délicate : *Combien doit-on avoir d'enfants?* De combien de membres doit se composer la bonne cellule sociale ?

Je ne surprendrai personne, je pense, en disant de suite qu'il est absolument impossible de répondre à cette question avec une précision mathématique. Mais en restant sur le terrain des généralités on peut cependant répondre raisonnablement. Pour cela, je vais envisager successivement la question à deux points de vue, au point de vue biologique et au point de vue social.

Au point de vue biologique, combien la nature permet-elle à une femme normale d'avoir de beaux enfants dans de bonnes conditions ?

Etant données, d'une part, la durée moyenne de la période de fertilisation chez la femme, c'est-à-dire de la puberté ou plutôt de la nubilité à la ménopause — qu'on peut évaluer en général à *trente ans* — et d'autre part, la durée de la fonction de reproduction complète — gestation, allaitement — qu'on peut évaluer raisonnablement à deux ans [1] la femme pourrait avoir environ *quinze enfants.*

Ai-je besoin de dire que nombre de femmes peuvent en avoir et en ont eu davantage ? Mais si ce nombre de maternités — que je considère comme excessif — est bien supporté par quelques-unes, le plus souvent, la fonction de reproduction ainsi répétée, est nuisible soit à la mère, soit à l'enfant, presque toujours parce que la fonction de reproduction a été incomplète, c'est-à-dire parce que l'accouchement n'a pas été suivi d'allaitement. Ensuite, il faut savoir que nombre d'organismes maternels ne supportent pas ou supportent mal un aussi grand nombre de maternités.

Il me semble qu'une autre question doit être soulevée exposée. Est-ce que la fonction de reproduction est absolument nécessaire à la femme normale ? Je n'hésite pas à répondre par l'affirmative après une observation ininterrompue qui a duré près d'un demi-siècle. Je dirai plus, non seulement la femme normale, la femme saine, doit, au point de vue biologique, accomplir la fonction de reproduction, mais elle doit l'accomplir plusieurs fois, pour conserver son état de santé.

Je ne puis et ne veux ici envisager ce sujet d'une façon complète et me contenterai de concréter le résultat de mes observations dans ces deux phrases :

1° Toute femme normale et saine, qui n'est pas fécondée avant vingt-cinq ans, est exposée à des désordres fonctionnels et anatomiques de son appareil génital ;

2° Toute femme, pour éviter la maladie la plus fréquente

---

1. En 1875, alors que j'étais chef de Clinique d'accouchement à la Faculté de Médecine de Paris, j'ai voulu présider moi-même à l'accouchement d'une femme qui accouchait pour la vingt-quatrième fois. J'ajoute de suite que déjà seize de ses enfants étaient morts.

toutes celles qui peuvent l'atteindre — le fibrome — doit accomplir au minimum de quatre à six fonctions de reproduction complètes : *gestation et allaitement normaux.* Au risque d'être qualifié de prétentieux, je dirai que ces deux phrases résument *au point de vue social* pour moi, deux *Lois biologiques*.

Nul plus que moi n'est partisan des familles nombreuses et ne les respecte et ne les admire davantage ; mais je crois absolument nécessaire de dire ce que doit être la bonne famille nombreuse, la famille nombreuse désirable, car il en est de mauvaises et beaucoup malheureusement. Oui, les familles nombreuses sont indispensables à la renaissance et à la prospérité de notre pays, dont seules elles peuvent constituer la véritable puissance; oui, dès aujourd'hui, il faut tout faire pour qu'elles puissent se constituer, mais surtout et avant tout se bien constituer ; oui, j'ai vu, j'ai connu beaucoup de familles nombreuses, mais combien différentes : les unes admirables, les autres déplorables, et, je suis obligé de reconnaître que ces dernières ont été plus fréquemment observées par moi. Quel abime sépare les chefs de ces deux catégories de familles nombreuses, les unes désirables par-dessus tout, les autres tout à fait indésirables !

Les uns ayant la richesse ou l'aisance ont voulu et veulent une famille nombreuse, obéissant en cela au devoir le plus élevé, croient-ils; (il en est, j'en connais, qui, obéissant à la croyance religieuse, poussent le devoir jusqu'au sacrifice de la mère). Quel que soit le nombre des enfants, au moins ils savent que rien ne leur manquera dans l'ordre matériel. Les autres, pauvres de tout, ne pensant que peu ou point, n'obéissant en procréant qu'au génie de l'espèce, ne procréent et ne peuvent procréer que des enfants dont le sort, dans l'état actuel de notre société, ne peut être et n'est que plus ou moins misérable. C'est dans ces familles que la mortalité infantile par misère et ignorance sévit avec intensité. Et quand ils ne meurent pas, ils sont bien souvent, trop souvent, des hypotrophiques au point de vue physique et moral par suite d'une nourriture matérielle et intellectuelle insuffisantes. Ce sont ces familles qui produisent le plus d'*analphabètes.*

Que dire alors de la famille nombreuse engendrée par des malades ou des alcooliques ? Depuis cinquante ans, je vois ce lamentable spectacle offert par ces familles : misère effroyable, privations, souffrances, maladies, mort pour les parents et les enfants, charge pour la société. Cruelles douleurs ! sans aucun profit.

Entre ces extrêmes, se groupe une infinité de catégories intermédiaires qu'il m'est impossible d'envisager ici. Mais il résulte de toutes mes observations, que, sont infiniment nombreuses et complexes les causes déterminant le nombre des enfants dans un ménage. Ce qui est certain, ce qui est incontesté et incontestable, c'est que dans notre état social actuel, les citoyens français qui volontairement limitent leur progéniture sont en grande majorité hélas ! Que ce déterminisme soit causé par prévoyance individuelle. par égoïsme, par effet de la *capillarité sociale* (le désir inné qu'a tout homme de s'élever ou d'élever ses enfants dans l'échelle sociale au-dessus des conditions natives), il n'en est pas moins vrai que la restriction volontaire de la procréation est la cause principale de la faible natalité en France.

Lorsque la naissance d'un enfant dans une famille ne sera plus cause de gêne, de privations de pauvreté, de misère pour la famille, mais au contraire un avantage, les procréations voulues ou consenties seront infiniment plus nombreuses et beaucoup de mères seront mieux portantes.

De tout ce qui précède, il résulte que tout citoyen digne de ce nom doit vouloir tous les enfants qu'il peut élever, mais il doit les bien procréer et les bien élever. Il doit se rappeler que seule la famille nombreuse créée dans les conditions voulues, constitue pour les enfants la première et meilleure école de solidarité.

DANGER DES PROSTITUÉES

Par M. le Dr EMERY.

Médecin de Saint-Lazare.

Pour pouvoir parler à bon escient du danger que font courir les prostituées aux individus et à la société, il est tout d'abord nécessaire de déterminer, autant que possible, ce qu'on entend par prostituée.

La prostituée, a-t-on accoutumé de dire, est la femme qui, pour de l'argent ou un avantage matériel immédiat, se livre au su de tous à n'importe qui.

C'est là la définition la plus étroite, celle qui caractérise la prostituée comme faisant, en dehors de tout choix, commerce de l'amour et cela de *notoriété publique*.

A notre sens — et nous verrons tout à l'heure pourquoi — cette définition n'est pas la plus vraie car elle est beaucoup trop limitative. Elle ne s'applique qu'aux femmes qui, sans avoir d'autres moyens d'existence, font habituellement, quotidiennement pourrait-on dire, métier de se vendre; à celles connues pour cela et facilement identifiables comme telles, même par le premier venu; à celles dont on reconnaît immédiatement l'état quand on les aborde ou quand elles vous provoquent.

Or, à côté de ces prostituées avérées, véritable armée régulière de la prostitution, il en existe une foule d'autres.

Il y a des prostituées occasionnelles. Qui ne sait, par exemple, combien de prostituées temporaires la guerre a engendrées, prostituées dont la carrière s'est terminée avec les hostilités?

Il y a aussi des femmes menant une existence au cours de laquelle l'exercice d'une profession avouable et la pratique d'une prostitution intermittente se combinent dans des proportions variables.

Il y a encore certaines représentantes de l'amour libre chez lesquelles l'abandon plus ou moins intéressé de soi-même se fait au bénéfice de trop d'hommes pour ne pouvoir être qualifié autrement que comme une prostitution atténuée.

Toutes ces dernières catégories sont d'ailleurs celles que l'on groupe souvent sous la dénomination de prostitution clandestine par opposition à la prostitution notoire.

On voit immédiatement combien de degrés peuvent être considérés dans l'échelle qui va de la femme se livrant au premier venu pour un tarif constant, dans une maison portant enseigne de débauche, jusqu'à la femme qui multiplie ses amants par intérêt plus discret ou même par simple caprice.

Les prostituées ainsi catégorisées et définies sont-elles dangereuses et le sont-elles toutes?

Des statistiques soigneusement relevées depuis de nombreuses années et dont l'autorité est indiscutable montrent qu'elles le sont toutes sans exception. Elles permettent d'établir qu'à condition de comprendre — comme il est légitime — dans la prostitution toutes les catégories de femmes, que nous venons de signaler brièvement, il est absolument vrai d'affirmer que la prostitution est la source de toutes les maladies vénériennes et que, si elle n'est pas la seule, toutes les autres sont, à côté d'elle, parfaitement négligeables.

Mais elles montrent aussi, et de façon non moins certaine, que les prostituées sont dangereuses à des degrés divers. Elles conduisent, à cet égard, à cette conclusion toujours la même que les prostituées avérées sont les moins dangereuses et les prostituées clandestines les plus dangereuses.

Si bien qu'on peut ériger en véritable loi que le péril que fait courir la prostituée, quant à la transmission des maladies vénériennes, est en raison inverse de la notoriété avec laquelle elle exerce son métier.

De là précisément l'intérêt capital de ne pas limiter la prostitution par une définition trop étroite, ce qui amènerait à éliminer de la galanterie professionnelle ou semi-professionnelle nombre de sujets qui sont justement les plus dangereux.

Pourquoi ce rapport inverse entre le caractère dangereux des femmes et la notoriété de leur métier?

Quelques considérations de pur bon sens l'expliquent.

1° La prostituée notoire est connue de la police; elle est en conséquence surveillée médicalement, contrainte de se traiter quand elle est reconnue contagieuse;

2° Ceux qui s'adressent à elle, le font en connaissance de cause et sont à même d'appliquer les moyens prophylactiques individuels;

3° Elle est souvent, en raison de son expérience, plus soigneuse d'elle-même que la prostituée occasionnelle.

Par opposition, la prostituée clandestine s'offre sous le masque de la femme honnête. On ne se méfie pas de sa santé et même on va parfois jusqu'à redouter de blesser sa susceptibilité en prenant en sa présence des précautions prophylactiques. De plus elle est souvent moins entraînée aux soins d'hygiène locale que la prostituée notoire. Quant aux traitements généraux des maladies vénériennes, de la syphilis en particulier, l'expérience montre qu'elle s'en désintéresse le plus souvent, au moins dans une certaine classe.

La statistique confirme pleinement ces vues du bon sens et on a noté (BIZARD) que l'on rencontre :

1° Parmi les femmes pensionnaires des maisons de tolérance, une femme contagieuse sur 100 femmes examinées;

2° Parmi les prostituées en carte venant régulièrement à la visite, une contagieuse sur 90;

3° Parmi les prostituées en carte mais n'observant pas les règlements, une contagieuse sur 20;

4° Enfin parmi les prostituées insoumises ou clandestines, une contagieuse sur 4.

Ceci fait éclater la véracité de la loi que nous formulons plus haut.

Mais il est une autre notion d'importance primordiale quand il s'agit du danger de contagion offert par les prostituées : *c'est leur âge*, et on peut formuler cette seconde loi :

Le danger de contagion que fait courir la prostituée est en raison inverse de son âge; plus elle est jeune, plus elle est dangereuse.

Ceci tient à des raisons d'ordre purement médical.

Deux maladies graves sont transmises par les prostituées : la syphilis et la blennorragie. Or on sait que la syphilis perd le plus ordinairement son caractère contagieux après trois ou quatre années. Les femmes galantes étant assez habituellement contaminées entre la seizième et la vingtième année il suit de là que celles qui ont dépassé vingt-cinq ans sont, sans qu'il y ait là une règle absolue, non contagieuses quant à la syphilis.

Pour la blennorragie il se passe quelque chose d'à peu près analogue, soit qu'il y ait des modifications toutes locales des organes génitaux les rendant moins favorables à la pullulation du gonocoque, soit, plutôt, et comme le veut Janet, qu'une sorte de vaccination se réalise progressivement chez les femmes atteintes de blennorragie depuis longtemps. C'est, en toute hypothèse, un fait, que les femmes contaminées de blennorragie depuis plusieurs années transmettent beaucoup moins aisément leur mal.

Donc et pour le répéter, les prostituées sont toutes dangereuses sans exception, d'autant plus dangereuses qu'elles avouent moins leur métier, d'autant plus dangereuses aussi qu'elles sont plus jeunes. Le minimum de risque est dès lors offert par celles visitées régulièrement dans les maisons de tolérance et qui ont déjà passé plusieurs années dans l'exercice de leur profession, ce dont leur âge permet, dans une certaine mesure, de se rendre compte.

A ces deux notions essentielles il faut bien se garder de substituer la confiance dans la « conscience professionnelle » des femmes de mœurs légères. Cette conscience n'existe pas ou est si rare qu'on ne peut la prendre en considération. Une prostituée, même se sachant contagieuse, continue son métier car elle vit au jour le jour et elle se prostitue pour vivre.

Il ne faut pas non plus s'en rapporter à son « flair » personnel pour dépister les femmes malades. Rien dans l'aspect extérieur ne renseigne à cet égard. Une femme de bonne mine ayant l'apparence de la meilleure santé peut parfaitement être contagieuse.

Mais qu'on n'oublie surtout point que la fréquentation sexuelle des prostituées, même entourée des garanties les plus strictes, n'est jamais exempte de danger physique ; avec elles on risque toujours de compromettre sa santé, celle aussi hélas ! de sa future famille, celle d'innocents qui paieront pour votre faute. L'expérience du médecin est en cela d'accord avec la saine morale : seule, en dehors du mariage, la continence peut assurer l'intégrité physique — et aussi morale — des individus.

SYPHILIS ET ALCOOLISME

Par M. le Dr FERNAND MERLIN, sénateur.

Deux maladies, à caractère social, redoutables l'une et l'autre, sont intimement liées, bien que d'origine et d'essence opposées. L'une, l'alcoolisme, est une intoxication ; l'autre, la syphilis, est une infection microbienne ; mais la première commande souvent la seconde et favorise son éclosion. Le meilleur fourrier de la syphilis, de la blennorragie, de toutes les affections vénériennes, c'est incontestablement l'éthylisme et les milieux où il se développe. Qu'il s'agisse d'alcoolisme aigu, d'ivresse ou d'alcoolisme chronique, avec son cortège de lésions organiques, le danger est équivalent.

Nous vivons sous ce paradoxe cruel, troublant, indigne de la civilisation : les diathèses les plus redoutables de la pathologie sociale, sont, pour une large part, entretenues, développées par nous, par nos lois faibles, hésitantes, qui ont altéré les mœurs. La physionomie des temps et des nations se modifie avec le progrès, sans en bénéficier ; alors que se multiplient les ressources thérapeutiques, s'exagèrent les chances de maladie.

On en peut juger par la marche parallèle et progressive de l'intoxication alcoolique et de la syphilis. Ce double péril n'a cessé de s'accentuer depuis quarante années, sans aucune mesure réellement capable d'en limiter l'accroissement. Il a fallu la douloureuse expérience de la guerre pour nous instruire et mettre en relief des faits encore insuffisamment connus. La guerre a exagéré les tares et les maux ; la syphilis, autrefois triste apanage des villes, s'est diffusée dans les campagnes par suite des « contagions militaires[1] » ; de même les habitudes d'intempérance ont pris fréquemment naissance au cours de l'existence anormale qui commença le 2 août 1914.

Quels sont les véritables foyers des maladies vénériennes, de la syphilis ? D'abord les villes et spécialement certains quartiers qui abritent les bouges, les débits louches, véritables maisons publiques sans surveillance, lieux d'élection pour l'immoralité, la débauche et le crime. Rien ne facilite plus la prostitution, le commerce des prostituées, que ces débits — souvent clandestins — dont la femme et la jeune fille constituent le principal attrait. Là se nouent les intrigues fugaces, quand le « sacrifice » n'est pas consommé sur place. Il y a ainsi, en France, des milliers de lieux suspects qui servent directement ou indirectement de véhicules à la syphilis et à la blennorragie, cette autre maladie sociale, aux complications multiples, avec la stérilité comme aboutissant.

Toutes les statistiques, sérieusement établies, prouvent que dans le tiers ou la moitié des cas de contagion vénérienne, le facteur alcool intervient. Il favorise l'éclosion du mal, au cours des débauches qu'il encourage ; lorsque l'abus des boissons diverses et des spiritueux a altéré l'organisme, le tréponème a plus de virulence que sur un organisme sain.

Lésions de l'estomac, du foie, du cœur et surtout du système nerveux, du cerveau, paralysie générale, aliénation sous ses différentes formes, sont fréquentes chez les buveurs infectés.

Si le tabagisme se surajoute à l'alcool, les lésions secondaires des muqueuses, de la bouche et de la langue sont plus tenaces ; les affections para-syphilitiques — telle la leuco-

---

1. Dans les deux années 1916 et 1917, 134.794 hommes étaient soignés dans les infirmeries ou hôpitaux militaires pour des affections vénériennes récentes. Sur ce chiffre, 27.905 cas de syphilis. Et il reste un nombre important de cas ignorés.

plasie — facilitent les transformations néoplasiques et l'apparition du cancer.

Enfin, l'alcool et les spiritueux n'ont pas seulement comme résultat d'exaspérer la syphilis et d'aggraver les troubles ; ils rendent moins efficace le traitement spécifique et diminuent l'action de l'arsenic et du mercure. Que d'exemples de lésions interminables, sans cesse récidivantes chez les buveurs et les fumeurs !

L'alcoolisme assombrit toujours le pronostic de la syphilis ; il intervient dans le développement des maladies vénériennes et de leurs complications, au même titre que dans la genèse du crime, l'accident ou la misère.

L'individu n'est pas seul en cause ; quand il n'est pas stérile, sa descendance est compromise. A l'inverse de la tuberculose, l'hérédité alcoolique et syphilitique existe ; elle est redoutable, frappant d'altérations, souvent irrémédiables, le corps fragile du nouveau-né et de l'enfant.

Cette situation est grave dans une nation meurtrie qui travaille à son relèvement. Nous n'avons pas, dans cet ordre de faits, l'excuse de l'ignorance ; nous sommes en face de maux connus dans leur nature, leur pathogénie, leur traitement. L'alcoolisme et la syphilis sont en quelque sorte des maladies de « laboratoire » sur lesquelles ne planent aucune obscurité, aucun « mystère » comme dans la tuberculose ou le cancer. Eloignées quant à leur origine, elles restent deux affections sœurs qu'il est impossible de séparer dans la lutte anti-vénérienne. La thérapeutique dirigée contre la syphilis qui ne viserait pas en même temps l'alcoolisme, serait incomplète et inefficace. Une méthode qui se bornerait à la recherche des syphilitiques et au seul traitement dans les hôpitaux ou les dispensaires, traduirait vite son insuffisance.

La prophylaxie demeure à la base de l'hygiène sociale. Si l'on envisage les journées perdues, la diminution de la capacité de travail, l'invalidité qui résultent de l'alcoolisme et de la syphilis, on entrevoit la valeur sociale de la vieille maxime « mieux vaut prévenir que guérir ».

Le succès est d'ailleurs assuré, à la condition d'employer dans ce combat les armes utiles.

De ce court exposé, une conclusion aussi nette que formelle se dégage : Pour limiter, éteindre l'alcoolisme et la syphilis, il faut agir sur l'individu, la société, par une méthode préventive et curative. L'exécution du programme incombe aux familles, aux médecins, aux pouvoirs publics, à l'Etat, à tous ceux, isolés ou groupés, que le relèvement du pays intéresse. Qui oserait s'abstraire de ces préoccupations essentielles?

Le rôle et l'influence des parents avertis sont prépondérants dans l'éducation sanitaire de la jeunesse ; car c'est à la jeunesse que doivent aller les premiers conseils. Nous ne vivons pas à une époque de fausse pruderie qui interdirait de parler le langage de la vérité. La leçon est facile : montrer le danger de cette passion funeste qui consiste à absorber sans utilité des liquides frelatés ou nocifs et surtout de l'alcool ; par une contrainte morale qui naît du raisonnement et de la volonté, éviter la contagion ; traiter le mal dès qu'il apparaît. Dans les diverses hypothèses, les conseils gardent toute leur importance.

Auxiliaire le mieux qualifié, le médecin aidera et inspirera les parents dans cette tâche éducative. L'exercice de sa profession lui donne une incontestable autorité ; il en fera profiter le pays, à l'exemple des maîtres qui s'adonnent au bien public avec tant de désintéressement et de courage.

Quant aux pouvoirs publics, ils seraient coupables d'ignorer davantage le mal grandissant. Par des initiatives heureuses, des assemblées départementales et communales ont précédé l'Etat, comprenant que le relèvement physiologique et ethnique de la France réclamait les soins les plus vigilants et commandait son relèvement économique.

A la suite de vœux réitérés, le ministre de la Guerre prescrivait une sorte d'enseignement sommaire, lors des récents conseils de revision. Les préfets ont reçu la mission de « causer » aux soldats de demain, de leur signaler les méfaits de l'alcoolisme et de la syphilis. Quelques-uns ont compris et

commencé, avec un plein succès, cette propagande hygiénique et morale. Ils en furent chaleureusement remerciés par
leur jeune auditoire.

Ce sont là moyens utiles, mais insuffisants. Il y a lieu, —
nous ne nous lasserons pas de le répéter, — d'envisager un
plan général de défense, concernant la police des mœurs, la prostitution dans les deux sexes, la lutte efficace contre l'intoxication alcoolique et la syphilis. Cette œuvre de salut public,
réalisée avec succès à l'étranger, doit l'être, sous une forme
appropriée, en France. Elle sera difficile, délicate, car l'Etat
est faible et il a trop l'habitude d'attendre les inspirations qu'il
devrait fournir lui-même. Cependant, ne cessons point d'agir,
fût-ce au milieu de l'indifférence.

Nous traversons une période où les décisions s'imposent, si
nous ne voulons pas périr.

Dans la lutte contre les maladies sociales — la syphilis et
l'alcoolisme en particulier —, nous avons perdu beaucoup de
temps. L'inaction prolongée conduirait à une déchéance rapide
et définitive.

LE TAUDIS ET LA SYPHILIS

Par M. Georges Risler.

Le taudis est générateur de tous les vices et fléaux sociaux, et l'amélioration du logement des travailleurs constitue le véritable carrefour de l'action sociale.

Lutte contre la diminution de la natalité, contre l'alcoolisme, contre la tuberculose, contre la mortalité et en particulier contre la mortalité infantile, contre la syphilis, contre l'immoralité, tout sera vain tant que subsistera la lèpre du taudis.

Quel est actuellement, en France, l'état du logement populaire ?

18 °/₀ des familles françaises n'ont pour logement qu'une seule pièce.

D'une enquête faite quelques années avant la guerre et portant sur 616 villes de plus de 5.000 habitants, il résulte que :

26 °/₀ des logements, c'est-à-dire plus du quart sont surpeuplés, si l'on admet qu'il y a surpeuplement à partir du moment où plus de deux personnes sont appelées à vivre et à coucher dans une même pièce.

Sur la quantité de logements qui forment ces 26 °/₀ :

10 °/₀ sont occupés par des ménages de 3 personnes,
17 °/₀ — — de 4 à 5 personnes,
33 °/₀ — — de 6 à 7 personnes,
40 °/₀ — — de plus de 7 personnes.

Quels peuvent être les résultats d'une situation aussi lamentable ?

C'est aujourd'hui devenu une banalité de répéter ce que proclamaient, il y a trente ans, parlant dans le désert à cette époque, les initiateurs du mouvement en faveur de l'amélioration du logement des travailleurs.

Ils affirmaient que le taudis était le grand pourvoyeur du cabaret.

Tous ceux qui s'occupent d'habitations à bon marché ont pu constater que le travailleur disposant d'un logement sain reste auprès de sa femme et de ses enfants.

Que dire de celui qui est propriétaire de sa maison et de son jardinet ? C'est alors de la passion ; tous ses instants de liberté sont consacrés à la culture de son jardin ou à l'enjolivement de son home.

Le taudis constitue, pour la tuberculose, un terrain de choix ; les ravages qu'elle y exerce sont épouvantables.

A Paris, 34 °/₀ des décès par tuberculose se produisent dans le cinquième des maisons ; et dans 820 maisons maudites parmi lesquelles figurent 195 hôtels garnis, c'est près du quart de la population qui disparaît en dix ans, ce qui représente une mortalité de 50 °/₀₀.

Au point de vue de la mortalité générale, dans des quartiers où elle est, d'après les statistiques officielles pour l'ensemble de la population, de 21 à 25,8 °/₀₀, elle atteint à peine 7 °/₀₀ dans les immeubles à bon marché qui y sont situés.

Ce n'est pas seulement le corps qui s'étiole dans ces bouges qui ne constituent pas plus un foyer qu'un haillon n'est un vêtement, c'est l'âme qui se dégrade.

Si les conditions du logement populaire ont un tel retentissement sur le développement de l'alcoolisme et de la tuberculose, comment admettre qu'elles n'ont point leur part dans l'augmentation effrayante des ravages de la syphilis ?

On a dit que « la tuberculose se prenait sur le zinc », la fuite loin du taudis qui ne peut remplacer le logement familial, la fréquentation du bar et les rencontres qu'on y fait ne sont-elles pas pour une large part dans le développement de la syphilis ?

L'homme fuit lâchement son ignoble logis, y abandonnant sa malheureuse femme, et gagne le cabaret ; puis le voilà livré au hasard des liaisons passagères qui s'y nouent.

Il rapporte à sa femme l'horrible maladie. Et ils ne seront pas seuls à en souffrir. Quelles séquelles pèseront sur leurs enfants et leurs petits-enfants ?

Mort fœtale, naissances avant terme, tabès, paralysie générale, accidents de toutes sortes ; comment, dans ces conditions, obtenir le relèvement de la natalité indispensable à l'avenir, à la vie même de notre patrie ?

Par quoi pourraient être remplacées toutes ces horreurs ?

Voici un jeune Français de 19 ans qui, au moment où le gendarme va lui apporter sa convocation pour le conseil de révision recevra, de la même main, un petit imprimé en gros caractères, portant en tête : Ministère de l'Hygiène, Ministère de la Guerre, Ministère de la Marine, et sur lequel il lira, après d'autres recommandations excellentes : « Jeune homme, craignez surtout de compromettre votre santé et votre avenir dans la débauche *car d'imprudents rapports sexuels* HORS DU MARIAGE, peuvent déterminer des maladies redoutables. »

Le jour de la révision on lui remettra un autre tract semblable renchérissant sur le premier.

Enfin, en arrivant au régiment, un troisième appel, plus pressant encore, lui sera adressé et les termes en seront développés dans des conférences faites par des médecins, en présence du colonel.

Dans ces conditions, on peut espérer qu'un nombre de plus en plus important de nos jeunes soldats reviendront indemnes.

Alors, ils peuvent se fiancer, s'ils ne le sont déjà, se marier et il faut qu'immédiatement ils puissent obtenir le nid indispensable à toute famille qui se crée.

S'ils ont l'énergie nécessaire, ils s'adresseront à une société de crédit immobilier qui leur prêtera, à 3 %, les quatre cinquièmes de la somme nécessaire pour faire bâtir leur maisonnette entourée d'un jardinet ; ils auront cinq, dix, quinze, ou vingt-cinq ans à leur choix pour rembourser cette avance.

Maintenant, on peut être tranquille ; ceux-là ne « courront » pas, et les plus grandes chances seront réunies pour que cette *famille saine* vive heureuse dans sa *demeure saine*, digne et avenante, et pour qu'elle contribue pour sa modeste part, à faire de notre chère France, une *nation saine*.

L'annuité demandée par une société de crédit immobilier, est souvent inférieure au loyer d'un taudis urbain ; en tout cas, elle ne le dépasse jamais que de peu.

Si, cependant, le jeune ménage ne peut pas assumer une petite dépense supplémentaire, et s'il lui est impossible de trouver place dans une habitation à bon marché, il fera le sacrifice nécessaire pour pouvoir habiter un logement, où il pourra vivre normalement entouré de sa femme et de ses enfants.

Ainsi se multipliera le nombre de ces bonnes et braves familles françaises qui font la force de notre Patrie et qui sont indispensables à sa grandeur et à la mission qu'elle doit remplir dans le monde.

CONSEILS AUX IMPRUDENTS

Par M. le Dr G. MILIAN.

Médecin de l'hôpital Saint-Louis.

« C'est une loterie où tout le monde prend des numéros, mais où tout le monde ne gagne pas le gros lot ! » disait feu le professeur Fournier, en parlant des maladies vénériennes.

L'éternel défilé des victimes dans ses salons de la rue Volney lui avait appris que peu d'entre les humains, ont la force de résister à la tentation d'un jupon qui passe, d'un parfum qui vole, car ceux mêmes qui font profession de chasteté sont parfois atteints, et les médecins, avertis pourtant, paient un lourd tribut à la plus grave d'entre ces maladies.

Puisque la vie est ainsi et puisque l'abstention de la femme pour l'homme, et de l'homme pour la femme n'est qu'utopie, il est du rôle du médecin de donner à ceux qui ne peuvent se défendre de la tentation, quelques conseils pour se défendre contre ses dangers.

* *

Le *choix du partenaire* n'est pas indifférent. Défiez-vous des sujets, homme ou femme, qui portent aux coins du nez de petits boutons ; aux lèvres, aux coins des lèvres, de petites excoriations, parfois minimes ; sur le corps des éruptions plus ou moins visibles ; aux plis des aines des glandes du volume d'un petit pois ou davantage ; aux organes génitaux ou à la bouche des excoriations ; défiez-vous des partenaires à la voix éraillée, qu'ils attribuent à un rhume et qui est souvent l'expression d'une laryngite syphilitique ; défiez-vous des partenaires qui cachent, obstinément, certaines régions du corps où pullule la vérole et font preuve d'une pudeur incompatible avec les occupations du moment.

Les *jeunes prostituées* sont plus dangereuses que les plus âgées. Elles commencent leur métier périlleux : elles sont à la période contagieuse, car elles ne peuvent éviter la contagion dans les fourrés qu'elles traversent, et entre 15 et 20 ans les maladies, la syphilis surtout, contractées de la veille, sont en pleine virulence. Bonnes de marchand de vin, femmes de chambre d'hôtel, petites ouvrières qui s'initient sans le savoir à la prostitution, en changeant fréquemment « d'amoureux ou de fiancé » sont pourvoyeuses de maux vénériens.

Et s'il était possible d'être entendu d'elles, il faudrait leur dire aussi que bien des jeunes gens sans scrupules ou ignorants, sont dangereux pour elles malgré leur costume de matelot, de sous-officier, d'aviateur, de brillant lieutenant ou leur veston coupé droit, leur faux-col impeccable, leurs cheveux noirs bien lissés, ou leur élégante flanelle blanche.

Il existe, dans toutes les villes, des *maisons tolérées* par l'autorité municipale où des femmes d'expérience consacrent leur existence au commerce d'amour. Une administration, bienveillante aux chalands, sévère aux vendeuses, surveille la santé des ouailles. C'est là qu'il vaut mieux chercher le dérivatif aux préoccupations sensuelles. Il y a peut-être moins d'illusion, mais c'est plus sûr.

Sachez aussi, jeunes hommes ou jeunes femmes, que le baiser même seul, même sans consommation de l'acte sexuel, est dangereux. La bouche est aussi contagieuse que les organes génitaux ; elle est plus perfide parce qu'elle a des airs d'innocence. Un jeune homme porteur d'un chancre syphilitique de la verge niait de très bonne foi et avec énergie tout rapport féminin depuis un an. Il avait eu un contact buccal quelques semaines auparavant ; il était convaincu qu'il ne pouvait avoir « attrapé ainsi la syphilis » et c'est avec d'abondantes larmes qu'il apprit la vérité, pas un instant soupçonnée, tant il était fort de son innocence.

*
* *

Le moment de folie passé, la réalité pleine de craintes vient à l'esprit de l'imprudent. Si ce beau jeune homme, si cette femme passagère portaient des germes mauvais ! Quelle angoisse ! Quelles perspectives terribles au retour au foyer paternel ou conjugal !

Vite, dès que le sang-froid est revenu, il faut agir, il faut chasser ces germes possibles. Essuyez vite ces sécrétions saccagées vecteurs de virus, urinez pour expulser ce qui peut stagner dans les canaux urinaires et dès lors savonnez les parties génitales à l'eau, tiède de préférence, et avec le plus grand soin, en ne négligeant aucun pli, aucun angle, aucun coin. Rincez bien puis recommencez une fois encore ce savonnage aussi soigné que ceux des chirurgiens pour désinfecter leurs mains avant les opérations.

Ce savonnage immédiat et minutieux, à la portée de l'homme comme de la femme, qui ne doit pas craindre de le porter très loin dans la profondeur, éviterait certainement les deux tiers des maladies vénériennes. On parle partout de nécessaires prophylactiques, de pommades antiseptiques de toutes catégories dont il faudrait s'enduire avant, pendant et après. Le pouvoir « prémunisant » de ces pommades est loin d'être démontré, tandis qu'au contraire les empoisonnements locaux et généraux par les substances y incluses sont connus et fréquents, tant la peau fine des parties sexuelles est merveilleusement disposée pour l'absorption. Il vaut mieux ne pas s'endormir dans la confiance aveugle aux pommades et faire le bon nettoyage, le bon savonnage inoffensif et sûrement efficace. Les femmes joindront en outre une injection vaginale de deux litres à laquelle on aura ajouté un gramme de permanganate de potasse par litre d'eau. Il peut être dangereux pour l'homme de faire des injections antiseptiques dans le canal. Il vaut mieux s'abstenir, car des injections multiples plus ou moins irritantes, pourraient amener des blessures et des rétrécissements du canal de l'urètre.

Ces soins hygiéniques qui peuvent être mis sur le compte de la propreté n'ont par eux-mêmes rien d'injurieux pour les intéressés et peuvent être renouvelés sans inconvénient, bien au contraire, en rentrant à la maison. Il ne faut pas oublier que la bouche doit participer à la toilette intime, savonnage des lèvres, brossage des dents et même gargarisme à l'eau tiède ou boriquée de la gorge.

Il est probable que ces soins éviteraient souvent non seulement les maladies dites vénériennes, mais les autres maladies infectieuses (grippe, angine, tuberculose, etc.) qui, pour n'être pas qualifiées vénériennes, n'en sont pas moins fréquemment contractées dans les contacts sexuels.

*
* *

Que si malgré ces soins, la moindre petite chose suspecte apparaissait aux organes génitaux (écorchure insignifiante, cuisson en urinant, goutte suspecte au canal, grosseur dans l'aine), ou à la bouche, ou à la gorge, allez vite trouver le médecin qui devra vous examiner non seulement de l'œil et du doigt, mais encore avec tous les procédés de laboratoire (examen microscopique, examen du sang, etc.) capables d'éclairer rapidement et sûrement le diagnostic.

N'allez pas trouver n'importe quel médecin. Voyez un homme d'honorabilité reconnue et de savoir éprouvé. Que si vous avez quelque embarras, voyez votre médecin de famille, faites-lui l'aveu de votre inquiétude. Ne faites pas comme beaucoup qui cachent à leur médecin habituel la maladie dont ils sont atteints. Votre médecin de famille doit connaître toutes vos tares et celles-ci peuvent être terribles. Votre médecin vous examinera et s'il ne possède pas tous les moyens de faire un diagnostic rapide, il vous dirigera vers le spécialiste compétent, que son expérience des choses de la médecine et la connaissance de ses confrères lui fera connaître mieuxque vous.

Mais, ne l'oubliez pas ! courrez tout de suite à votre docteur, dès la première inquiétude. De la rapidité du diagnostic dépend la promptitude et la sûreté de la guérison.

Sachez cependant qu'un traitement quel qu'il soit ne doit être commencé qu'en toute certitude de la nature exacte de la maladie et que le diagnostic doit être fait, surtout pour la syphilis, microscope et analyses de sang en main. Muni de ces renseignements positifs et rapides, vous commencez la cure. Rassurez-vous, le traitement bien conduit vous guérira si vous le suivez avec régularité et surtout s'il est institué à l'aube de la maladie, c'est-à-dire dans les premières heures pour la blennorragie, dans les premiers jours pour la syphilis.

CONSEILS ET AVERTISSEMENTS AUX SOLDATS

Par le Médecin-Principal Lévy.

On peut affirmer que si les soldats étaient constamment pénétrés du danger des maladies vénériennes, s'ils recevaient régulièrement, à ce sujet, une information très simple, mais exacte et précise, un très grand nombre d'entre eux s'y exposeraient avec une moindre insouciance.

Il est, d'autre part, à peine besoin de souligner qu'avant leur arrivée au régiment, du moins en l'état actuel des choses, et à part des exceptions qui, dans l'ensemble, doivent être considérées comme infimes, les hommes n'ont généralement pas reçu les indications et les conseils qui conviennent : dès lors, ou bien ils ignorent l'indispensable sur la gravité réelle et sur la prophylaxie du péril vénérien, ou bien ils n'ont à cet égard que des idées habituellement très fausses.

D'où la nécessité impérieuse de réaliser, en milieu militaire, dès l'incorporation même, l'œuvre d'éducation prophylactique qui s'impose.

Cette œuvre n'est pas sans comporter de sérieuses difficultés ; à 20 ans les conseils de l'ordre antivénérien sont souvent écoutés d'une oreille distraite et ont besoin d'être fréquemment renouvelés. Si l'on veut, d'autre part, que la conférence collective, ou, mieux encore, que le conseil individuel porte réellement dans un milieu aussi complexe et fait d'éléments aussi disparates que le milieu militaire, qui ne voit la nécessité, pour le propagandiste, de créer l'atmosphère de confiance réelle, d'adopter le ton véritablement paternel, de recourir à des moyens infiniment variés et nuancés, toutes conditions qui exigent un effort soutenu et réclament une expérience consommée.

L'existence de ces difficultés ne fait que souligner la grandeur de la tâche de tous les éducateurs, médecins et chefs de corps et d'unités qui, s'inspirant des directives qu'ils ont reçues, prennent à tâche de fixer l'attention de l'homme de troupe sur les maladies vénériennes et sur leurs conséquences, et veulent provoquer chez lui, par des avertissements prudemment dosés, de salutaires réflexions.

A 20 ans, a-t-on dit, on doit tout savoir. C'est le devoir social des chefs et des hygiénistes militaires de profiter du passage des jeunes Français dans les rangs de l'Armée pour réaliser, avec une persévérance que rien ne doit lasser, une éducation prophylactique antivénérienne assez solide, non seulement pour remplir l'indication du moment, mais encore pour laisser dans les esprits une empreinte forte et durable.

*
* *

Dès l'incorporation, il importe de marquer d'emblée à la jeune recrue toute l'importance qui s'attache à la défense contre les maladies vénériennes. La première occasion se présente quand, à leur arrivée au corps, les intéressés remettent les tracts antivénériens distribués et commentés aux conscrits lors des opérations des conseils de révision, ainsi que ceux qui, plus tard, ont été adressés aux hommes en même temps que les ordres d'appel. Ces tracts ont pu armer les jeunes gens qui ont bien voulu les lire et en retenir les commentaires oraux. Le moment où, suivant les prescriptions, ces tracts sont remis par les recrues au médecin, lors de l'arrivée au régiment, n'est-il pas aussi celui où il convient de rafraîchir les mémoires défaillantes, de renforcer les volontés hésitantes, de secouer les indifférences dangereuses ?

D'ailleurs le contact entre le jeune soldat et le médecin ne tarde pas à s'affirmer lors de la visite médicale d'incorporation.

A ce moment, les circonstances se prêtent à un nouvel effort d
propagande : c'est l'heure de la distribution aux jeunes soldats
d'un nouveau tract, *confidentiel*, qui en quelques chapitres,
présente aux lecteurs un exposé succinct mais complet du péril vénérien et de sa prophylaxie.

⁂

C'est également l'un des moments propices pour développer
oralement ces tracts de façon appropriée, et préparer ainsi la
Conférence antivénérienne de garnison ; celle-ci, instituée aussitôt que possible après l'incorporation, s'adresse non seulement
aux hommes, mais encore à leurs officiers et à leurs sous-
officiers qui, par leur présence, marquent tout le haut intérêt
qu'ils attachent à cet enseignement hygiénique spécial.

De cette conférence, jeunes soldats, gardez vivace le souvenir. Ceux qui vous parlent à cette occasion veulent votre
bien et celui des vôtres; ils s'efforcent, dans leur exposé sobre, simple, pratique, de vous apprendre, en toute franchise,
l'exacte vérité, sans exagération d'aucune sorte, sur un grave
problème. Ils vous disent, avec toute leur expérience et avec
tout leur cœur, ce qu'il vous faut savoir d'un fléau social à l'égard
duquel vous devez être prévenus. C'est toute une série de
trop fréquentes misères humaines de tous les âges qu'ils évo-
quent devant vous, en une vue rapide dont vous ne devez pas
oublier l'essentiel. Retenez donc l'indispensable sur les manifestations principales des maladies vénériennes : les projections
à l'écran vous y aident grandement. Sachez les divers modes
de contagion, sexuelle et non sexuelle, de ces affections. Soyez
toujours en garde contre certaines fautes d'hygiène, telles que
l'emprunt de la pipe, du quart, d'un ustensile de table appar-
tenant à un camarade, quel qu'il soit. Retenez les méfaits des
diverses modalités de la prostitution, et surtout de la prostitution clandestine aux aspects si multiples et parfois si trom-
peurs. Souvenez-vous qu'on vous a dénoncé avec force le
danger des prostituées jeunes, des prostituées nouvellement

arrivées. Sachez, le cas échéant, faire état des petits signes, faciles à constater, qu'on vous a énumérés et qui peuvent vous permettre, le cas échéant, de reconnaître ou de soupçonner, chez la femme, l'existence de maladies vénériennes.

Enfin, souvenez-vous des conséquences de ces affections (conséquences parfois déconcertantes pour ceux qui ignorent) sur l'individu, la famille, la société.

Voilà le danger. Voici maintenant ce que vous devez savoir pour le prévenir, et, s'il vous arrivait malheur, pour le conjurer.

Un seul mode de prévention certain : *l'abstinence*. En dépit de certains préjugés, elle n'est ni ridicule, ni préjudiciable à la santé qu'épuisent au contraire les excès vénériens ; elle permet d'aborder le mariage précoce avec toutes les plus grandes chances de fonder une famille saine.

L'abstinence a ses auxiliaires ; et d'abord la *sobriété :* non seulement celle-ci vous soustrait à l'action pernicieuse et dégradante relevant en propre de l'alcool, mais encore elle vous met grandement à l'abri du péril vénérien, car l'intempérance est grande pourvoyeuse de contaminations vénériennes. Sachez aussi le rôle bienfaisant des *exercices physiques* et de la pratique des *sports*. Ayez enfin le culte des grands principes qui élèvent l'homme, lui donnent le *respect de soi-même* et doivent rendre les jeunes Français dignes de leurs aînés. Au surplus, vous trouverez le plus grand nombre de ces moyens de préservation en fréquentant assidûment, à vos heures de liberté, les *Foyers du soldat* où tout est réuni pour vous faire passer agréablement et sainement vos moments de loisir.

* *
* *

Si malgré tout, le soldat s'expose au danger, *au moins qu'il prenne des précautions*, même s'il se croit en sécurité. Et ce ne sera pas la moindre tâche de ses éducateurs en matière antivénérienne que de lui préciser, par le détail, les mesures à appliquer, dans le moindre délai, en semblable occurrence.

Qu'il sache l'existence des cabines sanitaires, leurs emplacements, leur mode d'organisation et de fonctionnement, les qualités de correction et de discrétion exigées de tous ceux qui y sont appelés à contribuer à l'exécution du service. Mais qu'il n'ignore pas surtout que les résultats à attendre de leur fréquentation sont fonction de la *précocité* avec laquelle on s'y présente.

Qu'il sache, en cas d'impossibilité de se rendre à la cabine, les services que peuvent rendre les nécessaires individuels de poche, correctement utilisés dans le moindre délai possible, suivant les indications qui accompagnent chacun d'eux.

Qu'il sache, par-dessus tout et d'une façon très nette, que les précautions qui s'imposent, fréquentation de la cabine ou emploi du nécessaire, *ne sauraient, loin de là, conférer une sécurité absolue.* Bien appliquées, elles donnent à l'intéressé le maximum des chances qu'on peut actuellement envisager : en aucune manière elles ne peuvent être considérées comme mettant, en toute certitude, à l'abri des contaminations ; la protection escomptée peut se trouver en défaut.

*
* *

Aussi, faut-il insister grandement sur ce point, de façon à ce que, si, malgré tout, apparaissait ultérieurement, quoi que ce soit d'anormal, de simplement douteux, l'intéressé considère comme une nécessité impérieuse, plus, comme un devoir formel, de *consulter d'extrême urgence son médecin,* et personne d'autre : Le *traitement,* il faut inlassablement le rappeler, est *d'autant plus efficace qu'il est commencé plus tôt.*

Le conseil à donner avec insistance à tous ceux qui s'exposent est donc de s'observer ensuite soigneusement, de façon à pouvoir éventuellement, à la moindre alerte, recourir. sans retard, en toute confiance, sans fausse honte et sans crainte de punition, au médecin, confident compétent, bienveillant et discret.

Sus, en effet, à cet autre *préjugé qui fait des maladies véné-*

riennes, *des maladies honteuses !* Aucune maladie n'est honteuse. La seule honte irait au négligeant assez stupide pour
laisser sans traitement des affections qui, soignées dès leur
début, sont habituellement guérissables, ou assez coupable pour
répandre la contagion autour de lui.

Dès lors n'est-ce pas simple bon sens, pour ceux qui sont ou
se croient atteints, que de s'abstenir de perdre un temps précieux à demander des avis à des camarades, parfaitement in-
compétents d'ailleurs, et d'écarter délibérément les réclames
tapageuses et charlatanesques, qui exploitent, de façon si préjudiciable à tous égards. le préjugé de la maladie honteuse.

Ainsi, en cas de simple doute, une seule ligne de conduite :
aller droit au médecin. C'est l'unique moyen de voir instituer
à temps le traitement qui convient. Ce n'est pas tout :

Pour guérir, il faut se conformer, à la lettre, aux instructions et aux recommandations médicales. Il faut retenir les
conseils verbaux et conserver soigneusement les notices écri-
tes, le carnet de traitement, savoir et vouloir, après disparni-
tion des manifestations aiguës ou contagieuses, persévérer dans
l'application de règles définies : tout vénérien, et spécialement
tout syphilitique, doit être dûment instruit sur son traitement,
son hygiène, ses devoirs sociaux présents et futurs.

Pendant tout le temps qu'il est sous les drapeaux, il doit
garder le contact médical, et pour cela associer ses efforts prolongés à ceux de son médecin. Quand il a quitté le régiment,
il doit profiter des indications qui lui ont été fournies sur
l'existence des *dispensaires d'hygiène sociale :* dans la ville où
il se retire, ou non loin de son village, il pourra ainsi, le cas
échéant, continuer à recevoir le traitement ou les conseils qui
peuvent lui être encore utiles.

Tel est, très sommairement esquissé, l'essentiel de ce que
l'on dira aux soldats sous forme de conférences ou de causeries.
Les hommes ne comprendront-ils pas, dès lors, la plupart du

temps, combien peuvent être sérieuses les conséquences possibles d'un moment d'oubli ? Considéreront-ils la conférence antivénérienne ou les causeries portant sur le même objet, à la manière d'un service commandé, subi obligatoirement, ou bien consacreront-ils à ces graves avertissements toute l'attention et ensuite toute la réflexion dont ils sont capables ?

Le doute, en l'espèce, ne semble de mise que dans des cas vraisemblablement peu nombreux et qu'il faut s'efforcer de rendre aussi rares que possible. Faire comprendre aux hommes la portée réelle du péril vénérien, là est la tâche principale. C'est le moyen réellement opérant pour obtenir un rendement utile des diverses visites sanitaires, de certaines mesures qui, faute d'être comprises, paraîtraient odieuses ou vexatoires, de la pratique de la prophylaxie individuelle, pour obtenir aussi en temps opportun l'institution des traitements nécessaires. Quand le soldat aura la notion précise, qu'en définitive, l'enjeu dont il s'agit n'est autre que le bonheur de son existence entière et celui de la famille qu'il a le devoir de fonder plus tard, la cause sera bien près d'être gagnée.

Efforçons-nous donc inlassablement, par tous les moyens, de faire l'éducation antivénérienne complète du soldat. Avertissons-le, aidons-le à se préserver. S'il est atteint, traitons-le de façon précoce, correcte et persévérante. Traçons-lui par le détail sa ligne de conduite. Tous, chefs et médecins, nous aurons bien mérité de l'armée et du pays.

RÉPUBLIQUE FRANÇAISE

MINISTÈRE DE LA GUERRE

**Cabinet du Ministre : Bureau des Œuvres militaires ;
et Direction du Service de Santé, Services techniques
(Section de médecine).**

Circulaire relative à la propagande antivénérienne dans l'armée.

N° 5740/C.

Paris, le 25 juillet 1921.

Le Ministre de la Marine, Ministre de la Guerre par intérim, à
MM. les Généraux gouverneurs militaires de Paris, Lyon, Metz
et Strasbourg ; les Généraux commandant les corps d'armée de
1 à 13, 15 à 21 ; les Généraux commandant les troupes du territoire de la Sarre ; le Général commandant la division d'occupation
de Tunisie ; le Général commandant l'armée française du Rhin ;
le Général commandant le corps d'armée de Constantinople ; le
Maréchal résident général de France au Maroc.

Des instructions vous ont été adressées à de multiples reprises, sous différents timbres de mon administration centrale,
pour donner aux propagandes antivénérienne et antialcoolique
dans l'armée tout le développement qu'elles doivent comporter.

Il a paru opportun, spécialement en raison de l'étendue et
de la gravité du *péril vénérien*, de condenser, en un texte unique, les diverses données relatives à cette importante question,
de façon à faciliter la convenable réalisation de l'éducation des
militaires à cet égard.

I. — Principes généraux.

La propagande antivénérienne ne peut porter des fruits que si elle repose sur une collaboration large et constante du commandement et du service de santé, à tous les degrés de la hiérarchie.

Les efforts des médecins, des chefs de corps, des commandants d'unité, des chefs de section doivent être synergiquement orientés.

L'impulsion doit être donnée par le médecin.

L'importance de cette action doit être consacrée, dans les corps de troupe, notamment par la présence obligatoire des commandants d'unité à toutes les conférences faites à leurs hommes par les médecins.

La prolongation de cette propagande incombe au chef : l'autorité de celui-ci, son contact permanent avec l'homme, sont d'ailleurs les éléments d'un rare pouvoir de redressement moral.

II. — Éducation des chefs.

Elle doit commencer *dans les écoles* d'officiers et de sous-officiers.

Dans toute école, dans tout centre d'instruction d'officiers ou de sous-officiers, un enseignement spécial doit être systématiquement donné par les médecins militaires.

Cet enseignement, essentiellement pratique, se proposera pour but de faire connaître les multiples aspects, individuels et sociaux, du péril, ainsi que les divers moyens de le combattre, spécialement en milieu militaire.

Il devra tendre à faire de tous ceux auxquels il s'adressera, des propagandistes avertis, actifs et convaincus.

D'autre part, *dans les corps de troupe*, une au moins des conférences d'hygiène faites aux officiers, et aux sous-officiers, sera consacrée aux maladies vénériennes et à leur prophylaxie.

III. — Éducation du soldat.

Elle doit commencer dès l'incorporation, et, par des efforts soutenus, mais qui devront être particulièrement intensifs lors de l'arrivée de nouveaux contingents, se poursuivre, inlassablement, pendant toute la durée de la présence de l'homme sous les drapeaux.

Son but : armer les hommes contre le danger en détruisant chez eux une ignorance et des préjugés également funestes.

Ses moyens : propagande par le tract, conseils individuels, causeries, conférences, action moralisatrice des foyers du soldat.

A. — PROPAGANDE PAR LE TRACT

Elle consiste dans la diffusion parmi les hommes du contingent annuel, de quatre tracts prophylactiques distincts, distribués respectivement aux époques ci-après : revision, appel, incorporation, libération.

Le premier est remis au cours des séances du conseil de revision, après avoir été commenté oralement par le préfet ou son représentant.

Le second fait l'objet d'un envoi postal, coïncidant avec celui de l'ordre d'appel et assuré par les bureaux de recrutement.

Le troisième est distribué lors de la visite médicale d'incorporation, par les médecins qui y ajoutent, de vive voix, tous développements utiles.

Le quatrième est annexé au livret individuel.

Il est commenté au cours d'une conférence de corps, organisée spécialement à cet effet, et qui a lieu quelques jours avant la libération.

B. — Conseils individuels. — Causeries. — Conférences

a) *Conseils individuels.*

Les médecins multiplieront le conseil individuel, qui porte parce que direct, et que, en ce qui touche son hygiène, l'homme retient mieux que toutes autres les recommandations du praticien.

La visite médicale quotidienne, les visites de santé bi-mensuelles, les examens médicaux des permissionnaires, partant ou rentrant, leur seront autant d'occasions particulièrement propices au fréquent renouvellement de ces conseils.

b) *Causeries.*

Les officiers, les sous-officiers s'attacheront à faire, tous les quinze jours environ, des causeries collectives, qui pourront se placer à la fin des séances d'instruction sur le service de place, le service en campagne, etc...

Ces causeries consisteront surtout dans la lecture, avec ou sans commentaires, du tract confidentiel intitulé « Français, prenez garde... », distribué à l'incorporation, ou de tout autre document prophylactique analogue, dû à une personnalité médicale qualifiée.

On y pourra reprendre, sous une forme succincte, les points saillants des conférences dont il est question au paragraphe ci-après.

Ces deux moyens, conseils individuels et causeries, offrent sur la conférence l'avantage de se prêter, à tout moment, à une mise en œuvre immédiate.

C'est à eux, en particulier, qu'il faudra recourir pour avertir les recrues, avant leur première sortie du quartier, durant cette brève période à laquelle devra correspondre la phase de propagande la plus active.

On ne saurait trop redire l'importance primordiale de cet

enseignement de la première heure, dont l'organisation réclamera les efforts concertés du commandement et du service de santé.

c) *Conférences.*

Il sera fait aux hommes deux conférences, annuellement, l'une de garnison, l'autre de corps.

Conférence de garnison. — Elle aura lieu aussitôt que possible après l'incorporation du contingent annuel.

Selon la capacité des locaux disponibles, elle réunira l'ensemble des troupes de la garnison ou bien sera donnée, successivement, à plusieurs fractions de ces troupes.

Les commandants d'unité, les officiers et sous-officiers sous leurs ordres y assisteront obligatoirement.

Confiées au service de santé militaire, sans préjudice du concours pouvant être apporté par des personnalités qualifiées, étrangères à ce service, les conférences de garnison seront, en principe, exécutées, dans la région, par le médecin-chef du centre dermato-vénéréologique régional.

En dehors de l'extrême simplicité de langage du conférencier, la première condition de leur valeur éducative résidera dans une très abondante illustration du sujet développé.

Rendre l'exposé de la conférence au maximum instructif par l'écran, en y faisant alterner la projection lumineuse fixe avec le film documentaire qui, convenablement choisi, laisse dans les esprits une empreinte durable, telle devra donc être l'une des principales préoccupations des organisateurs.

A titre de contribution à ces conférences, une somme de 300 francs est, jusqu'à nouvel avis, mise annuellement à la disposition de chaque région ou armée (sur les crédits budgétaires affectés aux œuvres militaires diverses) par délégation faite au directeur de l'intendance de la région ou de l'armée.

J'envisagerais volontiers, le cas échéant, et dès que le permettront les circonstances, le relèvement de cette allocation. Il y a toutefois lieu de remarquer que son insuffisance est plus apparente que réelle, compensée qu'elle est, en grande partie, par l'existence de ressources, locales ou autres, grâce auxquelles les conférences seront, d'une manière générale, peu dispendieuses. [Casernements ; foyers du soldat ; matériel et personnel cinématographiques existant dans les écoles militaires et les centres d'instruction physique ; ainsi que dans de nombreux foyers ; prêt gratuit ou location à peu de frais de divers éléments de démonstration : vues pour projections lumineuses, moulages, etc..., dont il pourra être formé un jeu unique, mais très complet, par région ou armée [1].]

Il convient enfin de tenir compte d'éventualités telles que la participation des municipalités, ou la cession pour une séance, à titre gratuit, ou moyennant redevance minime, de salles de spectacle cinématographique.

Conférence de corps. — Elle aura lieu dans chaque corps de troupe un peu avant la date fixée pour la libération du contingent annuel.

1. Indications données à toutes fins utiles pour faciliter la recherche de ces éléments :

L'administration centrale de la guerre (Cabinet du Ministre ; Bureau des Œuvres militaires) possède dix exemplaires du film : « On doit le dire », mis, périodiquement, à la disposition des régions.

Elle enverra, prochainement, à chacun des commandements ci-après : armée française du Rhin, Sarre, corps d'occupation de Constantinople, armée française du Levant, Maroc, Algérie, Tunisie, une des collections de vues qui font l'objet du paragraphe suivant :

Le service pédagogique du ministère de l'Instruction publique et des beaux-arts (Direction du Musée ; Service des vues pour projections lumineuses, 41, rue Gay-Lussac, Paris, V[e]) dispose de collections de vues relatives aux maladies vénériennes.

Ces vues, qui ne peuvent être prêtées en dehors de la métropole, permettront d'illustrer la première partie d'une conférence éditée par le Musée pédagogique, et dont de nombreux exemplaires ont été adressés aux directeurs et chefs supérieurs du service de santé des corps d'armée et des armées en mars 1921.

Les boîtes contenant les collections de vues sont envoyées, dans toute la mesure compatible avec les possibilités, à titre de prêt et en franchise postale, aux conférenciers militaires, accompagnées du catalogue et du règlement.

Il est rappelé que le Musée ne prête pas d'appareils à projections.

Films du Dr COMMANDON (notamment, spirochète de la syphilis) et autres, Pathé Frères, 67, rue du Faubourg-Saint-Martin, Paris.

Moulages du Musée de l'hôpital Saint-Louis, 50, rue Bichat, Paris.

Elle sera organisée et exécutée par les médecins du corps qui, à cet effet, auront à s'inspirer des données relatives aux conférences de garnison, et pourront réunir, en s'adressant aux mêmes sources, des éléments analogues à ceux prévus au paragraphe précédent.

Son programme comportera obligatoirement le commentaire du tract intitulé : « Jeune homme songez à l'avenir », et des indications sur l'existence et le mode de fonctionnement des dispensaires d'hygiène sociale, ainsi que sur le traitement des maladies vénériennes dans ces établissements.

IV. — Énumération des notions qu'il importe le plus de répandre.

Il ne peut être question de définir par le détail le thème des conférences, causeries, conseils individuels, modes d'action dont les éléments et l'expression doivent varier suivant les circonstances, pour s'adapter aussi convenablement que possible aux auditoires ou aux individus.

Sous cette réserve, et à titre indicatif, sont rappelés ci-dessous un certain nombre de points qui, dans l'éducation antivénérienne des hommes, seront à prendre en considération toute particulière.

a) *Ce que sont les maladies vénériennes.*

Données pratiques essentielles sur les manifestations principales de ces maladies et sur leur nature infectieuse. Faire ressortir leurs dangers et leurs conséquences pour les individus, la famille, la société. Syphilis et mortalité infantile. Syphilis et hérédité. Frapper l'imagination par des exemples.

b) *Leurs conditions de développement.*

Contagion directe : sexuelle et non sexuelle.
Contagion indirecte.

Contagion professionnelle : les exemples des médecins, des infirmiers, des nourrices, des verriers.

Maladies vénériennes et prostitution :

Dangers et méfaits respectifs des diverses modalités de la prostitution. La prostitution surveillée ; ce qu'il en faut savoir. Dangers tout particuliers de la prostitution clandestine sous ses multiples formes ; les apparences trompeuses. Les prostituées jeunes. Les prostituées nouvellement arrivées.

Maladies vénériennes et alcoolisme :

L'alcoolisme, outre ses effets néfastes propres, pourvoyeur de contaminations vénériennes. Les victimes du cabaret, du débit borgne.

c) Leur prévention.

Exalter les principes qui élèvent l'homme, lui donnent le respect de soi-même.

Le mariage précoce.

Faire ressortir qu'en dehors de l'abstinence, de la chasteté, qui n'est ni ridicule, ni préjudiciable, il n'est pas de moyen certain d'éviter, à coup sûr, et en toutes circonstances, les maladies vénériennes.

Cette réserve dûment établie, mettre en lumière la nécessité, si l'on s'est exposé au danger, de prendre des précautions pour diminuer les risques de contagion.

Signes de présomption de maladies vénériennes chez la femme. Précautions à exiger de celle-ci avant l'acte. Cabine sanitaire et prophylaxie individuelle. Degré de garantie que l'on peut actuellement attendre de cette prophylaxie.

Syphilis extra-génitale. Mettre les hommes en garde contre les conséquences pouvant résulter de certaines fautes d'hygiène, telles que l'emprunt de la pipe, du quart, d'un ustensile de table à un camarade quel qu'il soit.

d) *Leur traitement.*

Ce ne sont pas des maladies honteuses.

Combattre le préjugé qui pousse trop de jeunes gens à tenir ces affections pour inavouables et à ne pas les déclarer, par quoi ils deviennent un facteur de diffusion du mal, et s'exposent eux-mêmes à de graves complications.

Préciser que les militaires contaminés n'ont à redouter, de ce fait, aucune punition.

Insister sur l'impérieuse nécessité de consulter le médecin de façon aussi précoce que possible. Signes qui doivent engager à cette consultation.

Faire une propagande ardente pour que toute lésion cutanée ou muqueuse, et surtout la moindre érosion, la moindre écorchure génitale, si minime soit-elle, soit montrée au médecin le jour même où elle est constatée. Recommander instamment de n'appliquer à son niveau avant qu'un diagnostic précis ait été porté par un médecin, ni solution antiseptique, ni poudre, ni pommade.

Opposer le devenir d'un syphilitique traité correctement, de façon très précoce et avec persévérance, au sort du syphilitique dont le traitement même attentif et prolongé, a débuté trop tard.

Dangers des avis des personnes non compétentes, des camarades par exemple, des réclames tapageuses et charlatanesques, des traitements par correspondance, etc...

Ce que doit savoir tout vénérien sur son traitement, son hygiène et ses devoirs sociaux.

Les maladies vénériennes et les dispensaires d'hygiène sociale ; l'existence et le mode de fonctionnement de ces dispensaires doivent être connus spécialement des militaires vénériens en instance de libération.

Le carnet de traitement du syphilitique.

Attirer l'attention sur l'existence de la *gale*. En faire connaître les principaux signes et les modes de transmission. — Insister tout spécialement sur la nécessité de consulter le médecin dès l'apparition de tout prurit.

.•.

On trouvera dans le tract confidentiel intitulé : « Français, prenez garde ; les Allemands sont vaincus, mais des ennemis plus grands restent à combattre... », de même que dans les tracts distribués soit aux conseils de révision, soit avec les ordres d'appel, soit lors de la libération, la substance des chapitres essentiels de l'éducation antivénérienne. — Des éléments d'une utile propagande pourront également être toujours recueillis dans des documents de même ordre que les précédents et dus à des personnalités médicales particulièrement compétentes en l'espèce.

V. — Foyers du soldat.

La guerre a généralisé et partout fait connaître ces établissements de moralisation et de tempérance de plus en plus fréquentés, et qui semblent, par suite, appelés à concourir pour une part croissante, au but poursuivi.

Il y a lieu d'encourager ceux d'entre eux dont l'organisation n'est encore que rudimentaire, à la renforcer de tout ce qui est susceptible d'augmenter le nombre de leurs hôtes.

Les commandants d'armes signaleront aux recrues les foyers militaires gérés par des œuvres civiles à l'extérieur des casernes, ainsi que les avantages matériels et moraux que procurent ces lieux de réunion.

VI. — Comptes rendus d'exécution.

Quatre mois au plus tard, après l'incorporation du contingent annuel, vous me ferez parvenir, pour votre corps d'armée, sous le timbre de mon cabinet (Bureau des Œuvres militaires), en même temps qu'un compte d'emploi de la subvention qui vous est allouée, un rapport d'ensemble sur les mesures prises en exécution de la présente circulaire, et sur les résultats obtenus. Vous y joindrez un état nominatif des officiers qui auront eu le plus de part à ces résultats.

De leur côté, les directeurs du service de santé établiront un rapport adressé sous le timbre de la 7ᵉ direction, précisant les noms et situations des médecins auxquels il aura été fait appel pour les conférences de garnison, la date de chaque conférence et les modalités d'illustration utilisées pour chacune d'elles. Ils y joindront tous éléments d'appréciation qu'ils croiront devoir soumettre au Ministre.

Je compte sur votre action personnelle et sur celle de tous les généraux et chefs de corps pour assurer, en liaison étroite avec le service de santé, la réalisation des mesures définies ci-dessus. Il faut, à tout prix, empêcher que les éléments sains et vigoureux reçus de la nation ne soient corrompus ou amoindris du fait de leur passage à la caserne.

Ainsi qu'il a déjà été dit et répété, la moralité des individus n'a jamais rien gagné à l'ignorance ou à la dissimulation. C'est accomplir un devoir social que d'instruire les soldats de certains dangers qui les menacent et de leur fournir les moyens d'en éviter, autant que possible, les conséquences quand ils s'y sont exposés.

A cette œuvre, éminemment patriotique, tous doivent avoir à cœur de s'employer activement.

Le ministre de la Marine,
ministre de la Guerre par intérim,
GUIST'HAU.

APPENDICE

Il a paru utile de clore cette réglementation par une sorte de synoptique des mesures qu'elle édicte. Le tableau ci-dessous répond à cette idée. En ce qui concerne les mesures relatives à l'éducation antivénérienne du soldat, il les présente dans l'ordre où elles se renouvelleront, entre l'incorporation d'un contingent et la libération du contingent précédent. Il reproduit ainsi de façon simple, dans ses lignes essentielles, le système de propagande adopté.

ÉDUCATION DES CHEFS

Dans les écoles et centres d'instruction :
Enseignement spécial donné par les médecins militaires.
Dans les corps de troupe :
Conférences d'hygiène aux officiers et sous-officiers.

ÉDUCATION DU SOLDAT

Revision	Tract distribué au conseil de revision.	Commentaire oral du préfet.
Appel	Tract envoyé en même temps que l'ordre d'appel.	Envoi par le bureau de recrutement.
Incorporation	Tract remis au cours de la visite médicale d'incorporation.	Par les médecins militaires du corps de troupe.

Causeries par les commandants d'unité et chefs de section (conjuguées avec les conseils individuels des médecins) pour avertir les recrues avant leur première sortie du quartier.

De la première sortie du quartier à la libération	Conférences de garnison. Causeries bimensuelles. Tract aux hommes libérables. Conférence de corps.

Comptes rendus d'exécution

Quatre mois au plus tard après l'incorporation du contingent annuel.

Compte d'emploi de subvention, et rapport d'ensemble, adressés au Ministre (Cabinet; Bureau des œuvres militaires) par le commandement.

Rapport adressé au Ministre (7ᵉ Direction; Services techniques; Section de médecine) par les directeurs régionaux du service de santé.

MINISTÈRE DE L'HYGIÈNE

MINISTÈRE DE LA GUERRE   MINISTÈRE DE LA MARINE

JEUNE HOMME !

Vous allez devenir soldat ; vous allez être exposé aux risques et aux fatigues que comporte la vie militaire.

Avant de rejoindre votre poste, *vous avez des précautions à prendre, des règles d'hygiène à observer.*

Ayez soin de votre corps ; tenez-le propre, dispos et sain, car la santé physique est une condition de santé morale, d'existence utile et heureuse.

Faites en sorte que soient aérées, nettoyées, les chambres où vous dormirez, où vous mangerez, où vous passerez vos heures de repos.

Évitez et ne permettez à personne de cracher par terre, car celui qui sème ainsi autour de lui des germes de grippe, de pneumonie, de tuberculose, *est un malfaiteur qui mériterait d'être puni.*

Vivez le plus qu'il vous sera possible au grand air en vous livrant aux jeux de force et d'adresse, mais sans en abuser, car sagement pratiqués ils développent l'agilité et fortifient l'organisme.

Gardez-vous de l'alcool et des apéritifs, car ce sont des *POISONS.*

Craignez surtout de compromettre votre santé et votre avenir dans la débauche, car *d'imprudents rapports sexuels* hors du mariage peuvent déterminer *DES MALADIES REDOUTABLES.*

Vous recevrez dès votre incorporation les instructions et les moyens nécessaires *pour éviter la Blennorragie et la Syphilis.*

Si, par malchance, vous étiez atteint, n'oubliez pas que ces maladies ne sont pas plus honteuses que la typhoïde et la tuberculose, qu'elles ne vous exposent à aucune punition; que soignées dès le début, elles sont parfaitement guérissables, que négligées, elles deviennent un danger pour qui vous approche et peuvent être, pour vous et vos enfants futurs, une source d'accidents terribles.

Donc, au premier symptôme suspect, *n'hésitez pas à vous confier d'urgence* au médecin de votre famille ou au médecin du régiment.

Méfiez-vous des Charlatans et des Conseils trompeurs !

TRACT N° 1 : à conserver soigneusement pour le remettre au Médecin du Régiment à l'arrivée au corps.

La Syphilis n'est pas une maladie honteuse

Elle n'est pas toujours une maladie vénérienne. Elle résulte souvent d'une contamination accidentelle.

C'est une maladie microbienne comme la tuberculose.

C'est une maladie contagieuse, insidieuse et traîtresse qui se transmet par contact direct, ou indirectement par l'intermédiaire d'objets divers (fourchettes, verres à boire, objets de fumeur, etc...).

Elle est souvent héréditaire.

La Syphilis est une maladie grave,
mais elle est guérissable

Le nombre des syphilitiques qui ignorent leur mal est considérable, mais s'il n'y a rien de plus dangereux qu'une syphilis ignorée et non soignée, au contraire, un traitement scientifiquement et rigoureusement institué, en temps opportun, sauvegarde le malade et empêche la syphilis d'être une menace pour l'entourage et un danger pour la race.

Ainsi, tout syphilitique doit se faire soigner attentivement, dans son intérêt propre, comme dans celui de sa famille et de son Pays, et se soumettre, pendant de longues années, à un contrôle médical sévère, car la syphilis peut s'endormir pendant longtemps et se réveiller brusquement sous forme d'ACCIDENTS TERRIBLES.

La SYPHILIS, danger redoutable pour l'individu, la Race et la Patrie, DISPARAITRAIT si tous les syphilitiques se faisaient soigner.

C'est donc un devoir pour tout syphilitique de se soumettre au traitement et au contrôle médical.

La Blennorragie
n'est pas une maladie honteuse

Elle est considérée à TORT comme une maladie bénigne.

Elle peut avoir des conséquences aussi redoutables que la Syphilis si elle n'est pas *rigoureusement soignée, dès son début, sous le contrôle médical.*

MINISTÈRE DE L'HYGIÈNE
MINISTÈRE DE LA GUERRE   MINISTÈRE DE LA MARINE

Jeune Soldat !
Soyez sérieux !

Avant de rejoindre votre poste, ne faites pas d'imprudences.

Ne vous laissez pas entraîner dans la débauche !

Amusez-vous sainement, en évitant le **Cabaret** et les **Prostituées** !

Conservez à votre Patrie, à l'Armée et à votre Famille un corps sain et vigoureux !

Méfiez-vous des Maladies Vénériennes !

Une seule imprudence peut vous rendre dangereusement malade.

Si, par malchance, vous êtes déjà atteint, adressez-vous sans crainte de punition, dans le plus bref délai possible, au médecin du Régiment qui vous donnera ses conseils et ses soins, et vous guérirez.

TRACT N° 2 : à joindre au Tract N° 1 pour les remettre au Médecin du Régiment à l'arrivée au Corps.

N'oubliez pas que

vos plus grands ennemis sont :
l'*ALCOOL*,
la *TUBERCULOSE*
et les *MALADIES VÉNÉRIENNES* !

Par l'usage de l'**Alcool** et des **Apéritifs** quels qu'ils soient, vous risquez d'affaiblir votre organisme et de préparer le terrain au développement de la *TUBERCULOSE*.

Par l'usage de l'**Alcool** vous perdrez votre contrôle sur vous-même et vous risquez, dans d'imprudents rapports sexuels, de contracter la

SYPHILIS ou la BLENNORRAGIE

Ces deux maladies ont toujours les plus douloureuses et les plus tragiques conséquences, si elles ne sont pas vite et bien soignées.

Tout homme a le devoir de produire et de se reproduire.

Les *MALADIES VÉNÉRIENNES* vous rendront infirme, et vos enfants seront tarés.

FRANÇAIS !

Prenez garde, les Allemands sont vaincus
Mais des ennemis plus grands restent à combattre
et d'abord : l'Alcool, la Tuberculose,
les Maladies vénériennes!

I. — Vous avez entendu parler des dangers de l'alcoolisme et de la tuberculose ; savez-vous qu'un troisième danger : les maladies vénériennes, la chaude-pisse (ou blennorragie) et la vérole (ou syphilis) menacent encore la France dans sa race ; on en parle peu parce qu'un préjugé en fait des maladies secrètes, honteuses. Mais il faut en parler parce qu'il s'agit de votre salut, de celui de votre famille et de la France. Ne plaisantez pas surtout en lisant cette feuille, c'est trop grave pour en rire.

Savez-vous, en effet, que la blennorragie mal soignée peut vous rendre stérile et impuissant « en tombant dans les bourses » ; qu'elle peut vous rendre impotent en attaquant vos jointures, sans compter les rétrécissements, maladies de vessie et des reins ; qu'elle peut rendre votre femme infirme, stérile, détraquée, et la tuer par péritonite ; qu'elle peut rendre aveugles vos enfants ? Une vieille goutte matinale chronique négligée suffit pour provoquer ces désastres.

Savez-vous que la syphilis est plus terrible encore ? Qu'elle peut vous rendre fou, gâteux, paralysé, vous couvrir d'ulcères, infecter votre femme, la faire avorter, vous donner des enfants mal bâtis, idiots, épileptiques, qui seront votre honte? Nous n'exagérons pas, malheureusement, c'est la vérité! il

faut que vous le sachiez et ne croyez pas surtout le camarade
qui se glorifie d'avoir eu plusieurs chaudes-pisses et la vérole ;
vous le voyez bien portant... en apparence, mais vous ne savez
pas ce qu'il deviendra plus tard, car la vérole dure des années
et reprend quand on s'y attend le moins.

II. — Essayez donc d'éviter ces dangers, maintenant que
vous les connaissez. Le meilleur moyen est de « vous abstenir » ; ne craignez pas que la continence sexuelle vous fasse
courir des dangers, nous vous l'affirmons : au contraire, elle
vous conservera toutes vos forces.

Si vous êtes marié, vous le devez absolument à votre femme
et à votre famille. Si vous n'êtes pas encore marié pensez à
votre famille future, car ces maladies durent des années et
restent contagieuses pendant des années.

Songez à votre honte, si vous rapportiez ces maladies à
votre maison ; si vous contaminiez votre femme, vos enfants,
vos parents, vos amis, en les embrassant, en mangeant avec
eux ! Pensez à votre douleur si un ami venait, en mangeant à
votre table, contaminer votre famille, ou en se mariant avec
votre sœur ou avec votre fille !

III. — Toutes les prostituées sont dangereuses et les plus
jeunes sont les plus redoutables. Méfiez-vous surtout des
femmes qui vous racoleront sur le trottoir, autour des gares,
au cabaret, dans l'arrière-boutique, au théâtre. Toutes ont des
restes de contagion qui ne se voient pas, et peuvent vous infecter ; une sur deux a la vérole ! Voyez donc vos risques !

Ne vous fiez pas aux apparences : une femme présentant les
meilleures apparences (propre, mariée), bien habillée, une
petite ouvrière, une bonne, peuvent vous contaminer. Il n'y
a pas malheureusement que les femmes publiques qui donnent
ces maladies !

Ne croyez pas que pour attraper ces maladies il faille « être
un noceur » ; un seul écart suffit ! Méfiez-vous surtout de vous
après boire ! Vous payeriez cher une seule ivresse !

IV. — Si vous ne voulez pas vous abstenir, mieux vaut encore les « femmes publiques surveillées », dites « en carte ». En effet, les femmes reconnues saines à la visite médicale ont une carte d'identité où le médecin inscrit les dates de visite et signe ; vérifiez la date de la dernière visite, qui ne doit pas dater de plus de quatre jours.

Toute prostituée qui refuse de présenter cette carte est suspecte, éloignez-vous d'elle ; méfiez-vous des nouvelles arrivées ; 80 °/₀ sont des malades fuyant une autre ville. La visite médicale est une garantie relative, mais ne croyez pas que vous n'attraperez rien, car le médecin a beau surveiller les femmes, leur maladie n'est pas toujours visible, et une femme saine le matin peut être malsaine le soir. Refusez toute femme qui a des rougeurs, boutons sur le corps, des glandes dans les aines, des écorchures aux lèvres, à la langue, aux organes génitaux ou dont la chemise est tachée de jaune ou de vert par des pertes blanches. Abstenez-vous si vous avez la moindre écorchure.

V. — Même si vous vous croyez en sécurité, prenez toujours des précautions.

Avant l'acte, exigez que la femme prenne une injection antiseptique ; graissez-vous les organes avec n'importe quelle graisse ou huile, si possible avec de la *pommade au calomel* (demandez de cette pommade au major), et ne vous attardez pas.

Après l'acte sexuel, urinez surtout et savonnez-vous très largement ; allez le plus tôt possible, tout au moins dans les trois heures, au « cabinet prophylactique » de votre caserne, ou usez des « nécessaires prophylactiques » dont le major vous a parlé. La sécurité n'est pas certaine, mais ce sont là les meilleures précautions connues.

VI. — Ne croyez pas qu'on n'attrape la vérole que par l'acte sexuel : un baiser, une caresse peuvent vous infecter à la bouche et au doigt !

Ne vous servez que de vos affaires de toilette : brosse à dents, serviette, rasoir, quart, fourchette, pipe, cigarettes, clairon, crayon, car si ces objets ont été souillés par un vérolé ils peuvent vous contaminer. Le tatouage est particulièrement dangereux.

Ne laissez pas embrasser vos enfants.

VII. — Lavez-vous tous les jours les organes dans tous leurs replis et observez-les ; souvenez-vous que la vérole peut n'apparaître que vingt, trente jours après qu'on l'a attrapée, et qu'au début le chancre peut être une tache toute petite et propre. Aussi, dès que vous avez la moindre chose, goutte ou écoulement, même non douloureux, taches, etc., montrez-les le plus tôt possible à un médecin et non à un pharmacien, attendre un jour est dangereux car le traitement précoce fait avorter la maladie. N'écoutez pas les remèdes des camarades, et méfiez-vous surtout des réclames quelles qu'elles soient (annonces des journaux, etc.) ; ne vous soignez pas vous-même tout seul ou par correspondance, ce ne sont pas des maladies honteuses. Ne craignez pas d'être puni ou que votre maladie soit révélée : le médecin vous gardera le secret aussi bien à la caserne que dans la vie civile. Plus tard, dans la vie civile, si vous n'avez pas d'argent, allez à la consultation gratuite de l'hôpital (hôpital Saint-Louis, Cochin, Broca, Saint-Lazare, Institut prophylactique, etc., à Paris ; dispensaire ou service annexe dans la ville voisine).

VIII. — Si vous avez eu la malchance d'être infecté, traitez-vous aussi longuement que votre médecin vous le conseillera : c'est le seul moyen de réduire les risques au minimum ! Conservez et tenez au courant votre calendrier de traitement.

Si vous avez une maladie vénérienne, lavez-vous les mains après avoir touché à vos organes et ne touchez pas à vos yeux. Si vous avez la vérole, méfiez-vous qu'un simple baiser peut transmettre votre maladie ; ayez vos objets à vous : verre, pipe, brosse à dents, etc. Si vous avez n'importe quelle maladie vénérienne, abstenez-vous de tout rapport, car vous contamineriez sûrement et n'oubliez pas que c'est un crime. Même si vous avez eu ces maladies il y a plusieurs années, faites-vous examiner par un médecin et ne vous mariez qu'avec l'autorisation du médecin. Rappelez-vous que des vérolés qui ont contaminé d'autres personnes, même involontairement, ont été poursuivis et justement condamnés par les tribunaux.

Le fait d'avoir déjà eu la chaude-pisse et la vérole ne met pas à l'abri de nouvelles contagions ; au contraire, on reste prédisposé à attraper des maladies vénériennes.

En résumé, voulez-vous avoir une belle santé, une belle famille, de beaux enfants ? Voulez-vous qu'après la Victoire votre Pays ne soit pas ravagé par la maladie et par la dépopulation (car la vérole a fait plus de victimes en dix ans que la guerre), alors défendez-vous contre les maladies vénériennes!

Vous devez conserver votre santé pour vous, pour votre famille, pour votre patrie ; soyez fidèle à votre femme ; si vous n'êtes pas marié, mariez-vous jeune et conservez-vous bien portant pour votre femme, vos enfants, votre père et votre mère !

(Vulgarisez ces conseils parmi vos camarades).

MINISTÈRE DE L'HYGIÈNE

MINISTÈRE DE LA GUERRE   MINISTÈRE DE LA MARINE

Jeune Homme ! Songez à l'Avenir !

Fonder une Famille saine,

C'est votre destinée naturelle
et c'est aussi votre **DEVOIR SOCIAL !**

Vous perpétuerez ainsi la belle et vigoureuse Race Française.

L'HOMME SAIN,
sobre et conscient de ses devoirs,

aura une existence heureuse,
car il aura de beaux enfants
qui, comme lui,
seront des
travailleurs productifs.

L'HOMME MALADE,
intempérant et ignorant
de ses responsabilités,

aura une existence misérable,
rendra sa femme malade,
aura des enfants tarés qui
seront une charge pour leur
famille et pour la Société.

Le plus précieux Capital pour une Nation,
c'est le **Capital Humain !**

En sauvegardant votre santé morale et physique, vous assurerez
celle de vos enfants et la prospérité de votre famille, la force
et la richesse de votre pays !

Tout Français doit à la France, Tout Homme doit à l'Humanité,

de lutter de toutes ses forces contre les Maladies sociales
et surtout contre

l'ALCOOLISME, la **TUBERCULOSE** et la **SYPHILIS**

CONSEILS ET AVERTISSEMENTS AUX MARINS

Par M. le Dr Henry Girard.
Médecin-Général de la Marine.
Correspondant National de l'Académie de Médecine.

Dans la croisade menée contre les *fléaux sociaux*, le département de *la Marine* a, dès la première heure, pris position.

Par une sage réglementation et la mise en œuvre de moyens appropriés, il a pleinement affirmé son souci d'écarter des siens le *péril vénérien*.

L'observation a du reste montré le bien que pouvait réaliser, à défaut de toute sanction, et d'une obligation quelconque, l'entente étroite du chef, du médecin et du simple marin.

Mais l'expansion et l'efficacité d'une tactique sanitaire si spéciale n'en restent pas moins encore subordonnées à la conviction de celui qui a charge de l'appliquer et à la bonne volonté comme à la confiance de ceux qui sont appelés à en recueillir le bénéfice.

Aussi importe-t-il de modifier la mentalité du marin, de secouer son insouciance, de l'éclairer sur la nature et les aspects du mal, de lui imposer, sinon la terreur du moins une crainte salutaire, de lui montrer aussi la portée bienfaisante de l'action prophylactique, quelque vexatoires que parfois puissent paraître certaines mesures préventives.

Mais, pour que l'homme s'exécute, il est nécessaire qu'il comprenne l'effort qu'on lui demande et qu'il saisisse les raisons individuelles, collectives et sociales qui l'exigent.

Que, dès la *Compagnie de formation*, le jeune marin apprenne à connaître, dans leurs traits essentiels, et à les différencier les types de cette malfaisante triade : blennorragie, chancre et syphilis..., qui va l'assaillir sur tous les points du globe où le portera sa course à travers les océans.

Il n'est pas indifférent pour lui de mettre sur le même plan une lésion de gale du fourreau et un chancre légitime, de confondre la blennorragie et la syphilis, de s'épouvanter d'une balanite ou d'une végétation et par contre de négliger une écorchure des plus suspectes... Que de sottes idées propagées dans les conversations *autour de la mèche* ou soigneusement entretenues par certaines feuilles propres au matelot, ne sont-elles pas responsables de nombre d'états de dépression et de neurasthénie constatées chez le marin.

Avec la physionomie du mal, rien ne saurait mieux ancrer dans son esprit la préoccupation du péril vénérien que lui faire mesurer l'étendue de ce péril et sa gravité.

Qu'il sache que, par un triste privilège, toutes les Marines ont de tout temps payé aux maladies vénériennes le tribut le plus élevé, que depuis quinze ans le mal ne cesse de croître, et que dans les statistiques qui chiffrent ses lamentables effets, la syphilis prend la plus large place.

Partout est le péril. Parmi les ports métropolitains certains comme *Toulon*, en sont les centres les plus actifs, et, dans le bassin méditerranéen, les escales d'*Algérie*, de *Tunisie* et du *Proche-Orient* ne sont pas moins à redouter.

Les annales nous ont appris que les *Caravelles des Grands Découvreurs* ne rapportèrent point du Nouveau-Monde que l'or, les pierres précieuses et les épices, et les faits désastreux qu'à l'époque présente enregistrent les *Relations de Campagne* montrent que, dans les *Iles Heureuses* du Pacifique, les petites filles de ces *Vahiné* qui prenaient d'assaut à la nage les vaisseaux de Walis, rendent avec usure au navigateur d'aujourd'hui le mal que le Vieux-Monde leur apporta jadis.

Aux Antilles et à Tahiti, la contagion continue ses ravages : blennorragie, chancre et syphilis jalonnent la route de l'Extrême-Orient (Colombo); ils foisonnent dans les parages fréquentés des mers de Chine, en Cochinchine, au Japon, en Malaisie... où fleurit sans encombre la prostitution la plus effrénée; et la plus petite canonnière qui stationne dans la rivière n'est pas la moins éprouvée.

Aux chances de contamination qui menacent le marin, s'ajoute la gravité du mal contracté sur les côtes étrangères : blennorragie toujours compliquée, chancre menacé d'un phagédénisme dévorant ou escorté de bubons suppurés dans la moitié des cas, syphilis dont la malignité s'accuse dans les mutilations affreuses d'un tertiarisme des plus précoces et ces terribles lésions du cerveau et de la moelle qu'atteste le chiffre élevé de gâteux, de tabétiques et de paralytiques généraux que les marins fournissent aux asiles dans les départements cotiers.

Que le marin soit mis en garde contre cette prostitution libre qui pullule sur tous les points qu'il aborde, qui s'offre à lui sous tant de faces — rôdeuses, bonnes à tout faire, ouvrières, servantes de débit — qui le guette à la sortie du dépôt. à l'arrivée au quai, à l'ombre du rempart, qui l'entraîne dans ces garnis immondes ou au fond de ces ignobles bouges dont sont pavés les ports grands et petits, et où, à l'abri de l'enseigne du cabaret, se débitent de pair l'alcool et la syphilis.

Il ne devra pas ignorer que la prostituée jeune recèle la vérole la plus infectante, que les femmes indigènes — étrangères ou coloniales — transmettent le mal le plus grave parce qu'insuffisamment traitées, qu'il est dangereux de les fréquenter après les indigènes et que la femme exotique qui s'offre au marin de passage qu'elle compte ne plus revoir est particulièrement suspecte...

Maisons closes, tchaya, yoshivara, bateaux-fleurs, sampans ..... que de repaires à fuir !

Dans ce milieu surpeuplé qu'est le navire de guerre, et en raison de la promiscuité qui règne, que de causes de contagion contre lesquelles le marin doit être prévenu!

Nombreux sont les *objets* d'utilisation *personnelle* ou *profes-*

sionnelle qui par leur souillure virulente peuvent être des facteurs de contamination indiscutable.

Aussi rappellera-t-on au marin les *précautions* qu'il doit prendre :

Avoir à lui son quart, son bidon, ses ustensiles de plat (verre, cuiller, fourchette, couteau), ne pas les prêter ou se servir de ceux des autres, les laver et les serrer à part ; ne pas boire en appliquant ses lèvres au robinet du *charnier* ou au goulot d'une bouteille ; ne point pratiquer l'échange du linge de corps, des vêtements et des serviettes, ne point se laver dans la baille ou la cuvette commune, ne point partager l'attirail du fumeur (pipe, chique, etc...) non plus que les objets de toilette (rasoir, peigne, brosse à dents...) éviter l'aiguille du tatoueur ; veiller aux embouchures des instruments de musique et de transmission (sifflets, téléphone, porte-voix).

En observant scrupuleusement ces précautions l'homme fait de la prophylaxie non plus pour lui, mais pour les autres, et c'est de sa part un *devoir*.

Ces choses dites, il restera à convaincre le marin qu'en face du redoutable péril qu'il a devant lui, *la seule manière de se préserver est de se bien conduire* et que le *devoir moral* est la *meilleure des prophylaxies*.

Il devra savoir que la chasteté ne fut jamais ridicule qu'aux yeux des imbéciles, et que l'abstinence, comme le prouvent les longues traversées, ne saurait être préjudiciable à la santé.

On développera chez lui le désir de la valeur physique, en lui exposant l'influence des sports et des exercices favorables à la santé.

Que d'œuvres la Marine n'a-t-elle point déjà créées pour le soustraire au contact pernicieux de la rue, intéresser son intellect, lui fournir des distractions saines : foyer du marin, bibliothèques des bords et des dépôts, conférences, récréations cinématographiques, coopératives, maisons de cure, terrains de sport, etc...

En dehors des *inspections de santé* périodiques auxquelles les équipages sont réglementairement astreints, des instructions exécutoires à bord et dans les dépôts obligent à une *visite sanitaire* spéciale le permissionnaire ou le convalescent au départ et au retour, l'homme qui change de destination et celui qui quitte le service.

Que l'homme soit persuadé que ces visites qui n'ont aucun caractère vexatoire ou disciplinaire peuvent seules donner au médecin la possibilité de dépister le malade qui s'ignore ou se cache, de l'éclairer sur les dangers d'une maladie qui passerait inaperçue, d'en limiter la propagation et d'imposer en temps opportun, le traitement utile.

Etant donné l'espacement des inspections de santé, le marin loin de craindre et de fuir la visite sanitaire, aura au moindre doute le plus grand intérêt à la solliciter, dûment assuré qu'auprès du médecin il trouvera dans l'isolement d'une visite individuelle et avec toutes les garanties de discrétion désirables la chance de parer au danger le plus pressant et peut-être aussi l'occasion de calmer des craintes sans fondement.

A ceux qui ne consentent point à se plier à l'abstention, ou qu'une minute de défaillance peut mettre à la merci du mal, il est utile d'apprendre que :

Les rapports les plus courts, les plus simples et les moins répétés, l'onction avec un corps gras (la vaseline par exemple) avant tout rapprochement, un savonnage soigneux des muqueuses et de la peau qui viennent d'être exposées à la contamination, ou mieux le lavage à l'aide de solutions désinfectantes, l'injection antiseptique dans l'urètre, l'application large, soigneuse et prolongée d'*une pommade prophylactique* sur les points ayant subi un contact suspect, sont les précautions grâce auxquelles il est possible d'éviter la blennorragie ou d'empêcher le développement d'un chancre syphilitique.

A bord la pommade préservatrice — *pommade au calomel* — est mise gratuitement à la disposition des hommes ; mais, simple ou composée, elle se trouve partout et dans tous ces *nécessaires de toilette prophylactique* si pratiques et si facilement dissimulables, que la plupart des unités navales possèdent aujourd'hui et que le marin peut se procurer dans les coopératives.

Elle peut être appliquée à tout moment, même sans lavage préalable, afin d'éviter les écorchures et les frottements qui servent d'entrée au mal.

L'homme devra être prévenu que ces précautions ne garantissent jamais sûrement le succès, mais qu'elles ont du moins une action indiscutable et d'autant plus efficace qu'on y recourt dans les premières heures qui suivent un rapport infectant.

S'il est muni de son *préservatif*, que le marin n'attende jamais le retour à bord pour prendre les soins de préservation.

Sinon, qu'il regagne au plus vite son bâtiment ou le dépôt, dans les infirmeries desquels il pourra profiter du *local d'isolement*, des installations et des produits (eau, savon, bocks-laveurs, solutions pour désinfection urétrhale, pommade au calomel, etc...) prévus et mis à sa disposition par le règlement; un infirmier de service étant prêt à lui donner toutes les indications nécessaires.

Qu'il descende à terre de préférence pendant le jour, afin d'éviter les surprises de la nuit, surtout en pays étranger où il peut, de plus, contracter le paludisme, la fièvre jaune, le typhus et d'autres affections transmissibles par des piqûres d'insectes.

S'il arrive au marin d'être touché par le mal, qu'il sache que *le plus grand danger* qui le menace c'est de *se soigner trop tard ou d'une manière insuffisante*.

A moins de dissimulation notoire, il ne peut encourir *aucune punition* pour cause de maladie vénérienne.

Qu'au moindre doute, il déclare le plus tôt possible son inquiétude et ses signes. Les maladies vénériennes sont comme les autres, les prendre est un malheur, mais non une honte, les propager serait un crime.

Qu'il se confie à son médecin et non à d'autres : avec lui il peut être assuré du secret, de la sécurité et de la guérison.

Qu'il ne se fie pas surtout aux conseils des personnes incompétentes quelque bien intentionnées qu'elles soient, ni aux racontars des camarades, ni aux réclames charlatanesques d'Instituts et Cliniques de tout acabit et moins encore à ces appels au traitement par correspondance qui, sous un soi-disant couvert médical, viennent hélas ! s'étaler jusque dans la presse maritime.

Qu'il comprenne que la *privation* de toute *permission* pendant le traitement et la *prise des repas à l'infirmerie* du bord, ne sont nullement des mesures disciplinaires, mais de simples consignes sanitaires en vue d'empêcher la transmission du mal.

On représentera par ailleurs au marin que le règlement lui fait un devoir de donner au médecin-major tous les renseignements possibles sur la femme qui l'a rendu malade (nom, prénoms, surnoms, signalement physique, détails de toilette, domicile, etc...) indications qui envoyées à la police locale, permettront de prendre vis-à-vis de la contaminatrice toute mesure sanitaire utile.

L'homme comprendra la nécessité de cette *déclaration* dans le propre intérêt de la femme et plus encore de celui de la collectivité.

Aucune fausse honte, aucun souci d'un tort causé à la femme, aucune crainte plus ou moins imaginaire de représailles ne doivent l'empêcher de se conformer à cette obligation.

Au marin *qui va être congédié* et reprendre dans la vie civile l'exercice de sa profession, on rappellera ses *responsabilités comme père et comme citoyen.*

Que l'homme sain n'oublie point les conseils qu'il a reçus pendant son passage sous le pavillon et transmette pur le sang qu'il tient de ses ascendants.

La pépinière dans laquelle puise la Marine est loin d'être inépuisable et trop limité est son territoire pour que le capital humain qu'elle représente ne soit point entretenu avec le soin le plus jaloux.

Si à bord le mal vénérien par les indisponibilités qu'il entraîne est une cause de troubles marqués pour le service, et peut, en certaines circonstances, porter atteinte à la valeur combattive des équipages, autrement serait redoutable ce mal s'il venait s'attaquer, par l'enfant, à cette source de recrutement qu'alimentent par tradition les populations du littoral.

Que le marin qui fut frappé par le mal réfléchisse donc au péril qu'il causerait à la grande famille maritime s'il ne revenait parmi les siens que pour y disséminer la blennorragie et la syphilis.

Qu'on lui répète inlassablement qu'il est malhonnête d'avoir des rapports sexuels et criminel d'affronter le mariage lorsqu'on est porteur de lésions blennorragiques incomplètement guéries ou d'une syphilis en évolution.

Qu'il ne laisse point manipuler par un entourage sans défiance le linge et les objets qu'il emploie.

Qu'il ait soin lui-même du nettoyage des choses dont il se sera servi.

Qu'il se soigne convenablement, à fond, aussi longtemps qu'il faudra. Pour le guider et éclairer le médecin qui le verra plus tard, qu'il garde précieusement le *livret de santé* où sont portées les affections qui l'atteignirent au cours du service et ces *calendriers de santé* qui lui indiqueront la conduite à suivre, dans l'avenir, pour le traitement de son mal.

Qu'on lui apprenne enfin le rôle de ces *dispensaires spéciaux* où, sous le couvert d'une absolue discrétion, il trouvera le conseil le plus averti et les soins les plus modernes.

CIRCULAIRE SUR LA PROPHYLAXIE DES MALADIES VÉNÉRIENNES

ADRESSÉE AUX PRÉFETS MARITIMES, OFFICIERS GÉNÉRAUX SUPÉRIEURS ET
AUTRES COMMANDANT A LA MER ET A TERRE

Paris le 30 décembre 1921.

L'augmentation croissante du mal vénérien, la gêne qu'en raison de la pénurie des effectifs, les invalidités causées par ce mal peuvent entraîner dans les services de la Flotte armée, le péril surtout que sa diffusion est susceptible de faire courir à la vitalité et à l'avenir de la race parmi les populations côtières qui demeurent toujours la meilleure source de recrutement maritime, imposent à la Marine le devoir pressant de se préoccuper d'une situation dont les conséquences seraient des plus graves pour elle et de contribuer, dans la limite de ses attributions et toute la mesure de ses possibilités, à la lutte engagée contre ce fléau social.

Depuis longtemps déjà l'action du Département s'est à diverses reprises exercée dans ce sens et toute une série de circulaires et d'instructions, notamment la Circulaire du 26 septembre 1888 répondant aux vœux présentés à l'Académie de Médecine et les Instructions des 22 mai 1902, 1er octobre 1909, 1er juillet 1911 et 30 septembre 1915, relatives, celles-ci, à la prophylaxie des maladies vénériennes, non moins que l'institution récente de médecins spécialistes en dermato-vénéréologie et le développement donné au traitement le plus moderne affirmant son souci d'assurer, avec les ressources médicales et les influences morales dont il dispose, la protection des effectifs confiés à sa sollicitude.

Dans les Instructions du 30 septembre 1915, en particulier, figurent à l'article *Prophylaxie des Maladies Vénériennes* des prescriptions et des indications touchant les inspections périodiques de Santé, les visites sanitaires occasionnelles, la surveillance des vénériens, les déclarations à la police locale, la faculté pour l'autorité maritime de consigner les établissements dangereux, la visite des filles publiques, les conférences anti-vénériennes, les précautions recommandables et les moyens de prophylaxie individuelle mis à la disposition des personnels…, prescriptions et indications dont la condensation sous une forme claire et très expressive représente le programme le plus concret et le plus effectif qu'on puisse présentement envisager.

Il n'apparait point toutefois que, dans l'ensemble, ces mesures dont les termes mêmes de leur notification rendaient pourtant l'observation rigoureusement obligatoire, aient été appliquées partout avec l'unité de vues, la continuité de l'effort et l'entente entre autorités qui convenaient.

Et cependant les résultats si démonstratifs et si encourageants obtenus dans certaines escadres et divisions lointaines, sur les bâtiments isolés ou dans les milieux où le commandement et le service de Santé ont pu de concert créer parmi les intéressés le courant de persuasion nécessaire et prendre les initiatives les plus opportunes attestent, par des chiffres irrécusables, le bénéfice qu'on peut attendre d'une action bien comprise et rationnellement conduite.

Aussi, importe-t-il de réagir contre une indifférence, une mollesse et même certaines tendances rétrogrades qui, en face du péril vénérien et avec l'évolution des idées sur la question, ne sont plus admissibles.

J'appelle, en conséquence, votre attention sur la nécessité d'inviter les chefs de service placés sous vos ordres à se conformer, aussi strictement que possible, aux obligations que comportent, relativement à la prophylaxie des maladies vénériennes, les prescriptions toujours en vigueur.

Par ailleurs, j'estime devoir insister sur certaines données qui, bien que n'ayant pas toutes un caractère impératif, peuvent néanmoins servir de directives aux officiers et gradés appelés, selon leurs fonctions respectives, à procéder ou à collaborer à l'application des mesures réglementaires.

ÉDUCATION ANTI-VÉNÉRIENNE. — Il est avant tout indispensable de réaliser cette éducation qui est la base même de toute prophylaxie anti-vénérienne.

Elle doit débuter dès l'arrivée du marin au dépôt, se compléter et se poursuivre avec constance, dans tous les milieux ou il est appelé à servir ; s'efforcer enfin d'inculquer chez l'homme qui sera libéré en état de mal, non seulement la crainte des accidents proches ou lointains qui le menacent et la nécessité de persévérer dans le traitement imposé, mais aussi la notion exacte des responsabilités sociales qu'il encourt à la rentrée dans ses foyers.

Pour avoir une portée vraiment utile cet enseignement si spécial devra être dûment adapté à la mentalité et à la compréhension des éléments si divers auxquels il s'adresse.

En principe, on se conformera, en usant de toutes les variantes appropriées à l'intellect des auditeurs, aux Instructions du 30 septembre 1915 et Circulaires des 4 avril 1921 (Hyg. 27) et 26 avril 1921 (Hyg. 32).

Les indications générales qu'elles contiennent sont très explicites, qu'il s'agisse : soit des *conseils individuels* à donner ou des *causeries familières* à faire au moment de l'incorporation, lors de la première sortie et au cours du service, soit au mode d'utilisation et de répartition des *trois variétés de tracts* adaptés conjointement par la Guerre et la Marine et des commentaires qui doivent accompagner leur distribution.

Rien ne s'oppose, par ailleurs, à ce que soient également répandues toutes notices et brochures dont le contenu aurait un intérêt vraiment pratique.

Aussi bien à côté des placards anti-alcooliques et anti-tuberculeux, conviendrait-il d'aviser tant à bord que dans les casernements et centres maritimes divers, à l'apposition d'affiches qui, par un texte aussi précis que bref non moins que par le choix de l'illustration, pourraient avantageusement contribuer à l'éducation anti-vénérienne.

Toutefois, l'action du médecin ne saurait être isolée. Pour avoir une réelle efficacité, elle doit s'appuyer sur la collaboration la plus étroite des chefs militaires et des gradés de toutes catégories et spécialités, collaboration qu'un contact permanent et plus immédiat avec le marin ne peut que rendre plus fructueuse.

Officiers et gradés s'appliqueront donc, aussi fréquemment que possible et dans les occasions qu'ils jugeront les plus favorables, à renouveler et à interpréter les avertissements et les conseils individuels et collectifs donnés par les médecins et à les commenter, en lisant les tracts ou tous autres documents ayant trait à la prophylaxie anti-vénérienne.

Dans cette tâche éducatrice, la mission qu'ils doivent remplir est d'une importance exceptionnelle.

Non négligeable est la coopération à attendre des *Foyers du Marin* dont l'activité pourrait s'étendre et s'employer à l'œuvre de propagande anti-vénérienne de la façon la plus justifiée et la plus effective.

FORMATION DES ÉDUCATEURS. — Mais le rôle des éducateurs ne peut avoir son effet que si au préalable officiers et gradés y sont méthodiquement préparés.

A cette fin, *dans toutes les écoles ou centres où se recrutent, se forment, se spécialisent ou se perfectionnent les divers personnels de la Marine,* le Service médical devra, d'accord avec le commandement, s'attacher à réaliser un *enseignement antivénérien,* qui, dans sa substance et sa forme, pourra évidemment varier avec la composition du milieu, mais devra, avant tout, être conçu et donné dans un but essentiellement pratique.

C'est ainsi que tout en comportant les notions indispensables sur les causes du mal vénérien, sur ses multiples aspects et les dangers individuels et sociaux qu'il suppose, cette instruction visera plus spécialement à mettre en évidence : les contingences qui, du fait de l'exercice de la profession et des hasards de la navigation, expliquent l'étendue du mal dans la Marine et les risques accrus pour le marin ; le rôle des diverses formes de la prostitution — de la prostitution exotique plus particulièrement ; les moyens préventifs actuellement préconisés, le degré d'efficacité qu'on peut leur reconnaître et leur technique exacte, les modalités prophylactiques dont l'application semble la mieux adaptable aux milieux maritimes.

En outre, *dans les conférences d'hygiène* à faire tant à bord qu'à terre, aux officiers et sous-officiers, un large *développement* sera donné à *la question du péril vénérien* et aux *mesures prophylactiques* qui paraissent les plus recommandables.

Enfin pour permettre aux *infirmiers* d'acquérir l'instruction prophylactique nécessaire, des conférences essentiellement pratiques seront faites par les médecins résidents des hôpitaux et les médecins des bâtiments et services.

Dans ce but, du reste, le manuel de l'infirmier sera complété par des indications opportunes.

Ce qu'il importe, c'est de former des propagandistes qui, par leurs connaissances, leur activité et leur conviction, puisse apporter à l'œuvre entreprise le concours le plus averti et le plus efficace.

Conférences anti-vénériennes.

Les causeries familières sont indispensables pour se mettre à la portée du marin et gagner sa confiance, mais il est indispensable qu'elles aient leur complément dans de véritables conférences avec présentation de schéma, d'images, de projections lumineuses, de films... et utilisation de tous les éléments de démonstration susceptibles de frapper l'imagination des hommes et de laisser dans leur esprit une impression durable.

A ces conférences, dont l'apparat et la mise en scène doivent compenser la rareté, les commandants d'unité, les officiers et sous-officiers seront obligatoirement tenus d'assister.

Quant à leur organisation elle doit être réglée à terre et à bord en tablant sur toutes les possibilités.

A bord des bâtiments, en vue de limiter des dépenses que pourrait entraîner l'achat d'appareils à projections, de clichés, de films, de tableaux etc.... un roulement pourrait être établi entre les diverses unités composant les escadres et les divisions.

Aussi bien importerait-il de tenir compte du concours que les coopératives pourraient apporter dans l'achat ou la location du matériel choisi.

A terre, il conviendrait d'envisager la possibilité d'utilisation des ressources locales, qu'il s'agisse des installations existantes dans les casernements, les foyers du marin, les hôpitaux..., ou de celles qui éventuellement, par prêt gratuit ou location, pourraient être mises à la disposition de la Marine par les municipalités, l'administration militaire ou les sociétés et établissements cinématographiques.

En principe, sur les bâtiments, les conférences devront être faites par le médecin-major ; dans les ports, le *médecin-chef des Services de Vénéréologie* paraît particulièrement désigné pour être chargé de leur préparation et de leur exécution.

A l'occasion d'ailleurs, le concours de personnalités dûment qualifiées pourra être accueilli ou sollicité.

Il n'y a pas lieu de définir par le détail ces conférences. Les médecins conférenciers auront toute liberté pour l'établissement de leur thème sous réserve que, sur les indications générales citées plus haut, elles soient dûment adaptées à l'auditoire et que l'illustration sous toutes ses formes prime, autant que possible, sur l'exposé [1].

1. A titre d'indication, à signaler :
Les collections de vues relatives aux maladies vénériennes que possède le Musée pédagogique de l'Instruction Publique et des Beaux-Arts (Direction, Service des vues pour Projections lumineuses. 41, rue Gay-Lussac, Paris, V°)
Les collections sont envoyées à titre de prêt dans la Métropole seulement, avec une conférence éditée par le Musée, le catalogue et le règlement, mais le Musée ne prête pas d'appareils à projection.
Les films du D' Commandon et autres se rapportant aux affections vénériennes, éditeurs : Pathé frères. 67, rue du faubourg Saint-Martin. Le département avisera d'autre part à l'achat des films qui pourraient être mis périodiquement à la disposition des organisations.

Organisation de la prophylaxie sanitaire.

L'expérience a montré les difficultés auxquelles on s'est heurté, dans les ports de guerre, pour installer *les cabines sanitaires* en milieu urbain.

Quant au fonctionnement des très rares organisations encore existantes, il paraît singulièrement aléatoire. Aussi en attendant que la Commission supérieure de prophylaxie anti-vénérienne instituée par le ministère de l'Hygiène se soit définitivement prononcé sur la question, convient-il, tout en renseignant les hommes de l'emplacement des cabines subsistantes, de s'en tenir à cette formule : « Mettre à la disposition du marin, dès sa rentrée à bord ou au casernement locaux et moyens prophylactiques. »

Dans ce but, il est donc nécessaire que non seulement sur les bâtiments mais aussi dans chaque centre ou service, soit prévue l'installation de postes de toilette et de prophylaxie anti-vénérienne, un local étant spécialement affecté et disposé pour cet usage dans les infirmeries et ambulances des arsenaux.

L'instruction du 15 septembre 1915 (notice 6), comporte, relativement à cette installation et à son fonctionnement, des indications présentement suffisantes.

En dehors de la substitution d'une solution d'argyrol à la solution de permanganate, aucune autre modification ne sera apportée jusqu'à ce que les expériences que vient d'entreprendre le Département de la Guerre aient permis de juger de la valeur du mode prophylactique actuellement préconisé et de la tactique sanitaire qui devra être définitivement adoptée.

Il importe de remarquer que ces installations ne répondent pas à tous les besoins et ne s'adressent guère qu'aux permissionnaires de quelques heures et non aux permissionnaires de nuit, pour qui ces mesures préventives seraient certainement trop tardives.

Dans ces cas la délivrance, avant la sortie, d'une pommade

préventive au calomel est assurément d'une bonne pratique ;
encore conviendrait-il qu'elle fût effectuée sous une forme pré-
sentable. A ce point de vue la vente, par la coopérative, de
tubes d'étain destinés à être remplis à l'infirmerie serait à envisager.

De même serait-il opportun d'examiner les conditions dans
lesquelles les coopératives pourraient provisoirement s'appro-
visionner en « nécessaires de poche » et procéder à leur cession.

En terminant j'insiste sur l'importance que j'attache à l'exécution immédiate du programme dont je viens d'indiquer les
grandes lignes.

Plus que jamais il importe non seulement de détruire ce
préjugé de honte attaché à certaines maladies — préjugé médicalement périmé, — mais aussi de vaincre une indifférence et
une ignorance qui, jusqu'ici, n'ont que trop paralysé les divers
efforts tentés par le Département.

Renseigner l'homme sur la gravité du mal vénérien et sur
les effets qu'il produit et, tout en l'incitant à ne pas s'exposer
aux risques de l'infection, lui démontrer l'utilité des mesures
prophylactiques si le risque est couru, ce sont là des mesures
d'ordre éducatif dont on ne peut contester ni la raison ni l'ur-
gençe.

Or, de ce côté, l'éducation du marin est toute à faire, aussi
est-ce à réaliser l'enseignement anti-vénérien sous toutes ses
formes que doit tendre, sous votre haute autorité et votre
action personnelle, la collaboration la plus étroite du commandement à tous degrés et du service médical.

Travailler à cette œuvre de protection est non seulement
concourir à l'accomplissement d'un devoir social que les circonstances actuelles rendent des plus pressants, mais encore
bien servir les intérêts de la Marine en sauvegardant les sources de son recrutement.

Signé : GUIST'HAU.

CONSEILS AUX JEUNES FILLES
ET AUX JEUNES FEMMES

Par Mme C. André.

Echappée des bras maternels qui ont bercé et guidé son enfance, libérée de l'école où se sont développés son corps, son esprit et son cœur, et ce n'est qu'un prélude, la fillette est devenue jeune fille. Elle ouvre les yeux sur la vie avec étonnement et curiosité.

C'est le moment de mettre en valeur ses facultés, d'utiliser ses dons, de l'éclairer sur les devoirs qui l'attendent et sur la beauté de sa mission sociale, humanitaire et patriotique.

Le temps est passé des petites oies blanches.

En affranchissant la jeune fille des fausses pudeurs et des sots préjugés qui l'emprisonnaient dans une obscurité inutile et dangereuse, en la laissant s'épanouir dans une innocente liberté, on sauvegarde la franchise et la simplicité qui font son charme et deviennent sa force. Sa personnalité et son indépendance se dégagent d'ailleurs de plus en plus par le fait des mœurs quand ce n'est pas par nécessité d'étude ou de travail. Elle ne devra pas perdre de vue le but que lui assigne la nature, ce but c'est la maternité dans le mariage. Dès lors son idéal doit être de garder une âme pure et saine dans un corps sain, dualité mystérieuse et troublante dont l'équilibre a des lois physiques et morales qu'il faut apprendre.

Les hygiénistes sont des moralistes. C'est dans la conscience que leur voix doit faire écho.

Il faut écouter leurs conseils. Quels sont-ils?

1° Le premier de tous, c'est la propreté pour soi et autour de soi, à la maison, en voyage, partout ; c'est une règle absolue. La malpropreté et le désordre doivent inspirer l'horreur à l'égal du péché, ne sont-ils point indice de paresse et dangereux pour la santé.

Les scrupules ascétiques d'une éducation religieuse trop étroite traitaient autrefois l'hygiène en suspecte et la propreté en ennemie, alors qu'elle est la plus salutaire des vertus. Un peu de coquetterie ne saurait être défendu, pourvu qu'elle soit discrète et sans fard.

2° Ensuite il faut mettre de la méthode et de la régularité dans la vie quotidienne ; partager les journées entre les exercices physiques tels que la marche, la gymnastique, la danse, les jeux de plein air qui fortifient les muscles et les poumons, entretiennent la souplesse, donnent la santé et la gaîté.

3° Faire aussi la part de la santé morale, réserver une heure de recueillement, de lecture réconfortante, instructive, en se gardant des livres malsains qui excitent les sens et l'imagination sans éclairer l'intelligence, déflorent la jeunesse, lui donnent une précocité regrettable et pernicieuse, qui répugne aux consciences droites.

Éviter également les conversations frivoles, médisantes et calomnieuses qui dessèchent le cœur.

4° Il y a encore les soins du ménage, les ouvrages manuels auxquels il faut s'initier ; une bonne maîtresse de maison doit savoir faire et enseigner les arts d'ornement et d'agrément sans oublier l'art culinaire essentiel et si agréable en vérité autant qu'utile.

5° Enfin la jeune fille devra mettre son activité au service des humbles.

Les enseignements et l'expérience qu'elle puisera dans les jardins d'enfants, les garderies, les crèches, les pouponnières, les gouttes de lait ; les leçons de puériculture la guideront vers les berceaux des pauvres petits délaissés, mal soignés, victimes de l'ignorance ou de la négligence de leurs parents ; elle leur portera les fruits de ses observations, donnera avec bonne grâce les soins et les conseils signalera les dangers de la malpropreté. Près d'eux elle fera l'apprentissage de ses futurs devoirs et retrouvera bien vite, comme un instinct primitif, le geste maternel de la petite fille pour ses poupées, de la grande sœur pour ses petits frères et sœurs.

Près d'eux aussi elle apprendra qu'il y a des tares héréditaires qui empoisonnent les sources de la vie, elle se familiarisera avec leurs noms révélateurs.

La syphilis, la tuberculose, l'alcoolisme ne sont pas des gros mots comme on est porté à le croire ; ils mettent seulement en garde contre la contagion et doivent inspirer de la pitié pour leurs innocentes victimes, de l'indulgence pour les autres. La honte les détourne des aveux et des soins qui guérissent et immunisent, il faut la vaincre.

6° Pour compléter son expérience, la jeune fille devra se joindre à des groupements que d'heureuses initiatives cherchent à multiplier : patronages, sociétés musicales, chorales artistiques, œuvres sociales réunissent jeunes gens et jeunes filles de toutes classes. Ils se révèlent les uns aux autres, dans des plaisirs communs, les idées s'échangent, s'élargissent, les goûts, les caractères se découvrent, les sympathies s'attirent et produisent des harmonies qui peuvent devenir durables.

La jeune fille ainsi avertie ne considère plus la vie comme un jardin fleuri à l'abri des serpents, mais comme un théâtre de luttes et de passions. Qu'importe, elle est armée. Ce jardin se cultive, se laboure, se débarrasse des mauvaises herbes, se transforme en paradis terrestre quand apparaît l'amour, non pas aveugle, mais clairvoyant et prudent.

La jeune fille est devenue femme, elle a fait choix du compagnon de sa vie après mûre réflexion, sans précipitation, avec toutes les garanties possibles morales et physiques. Grave et recueillie elle regarde la réalité en face, elle sait les dangers cachés que comporte le mariage mais aussi le bonheur et les joies qu'il pourra lui révéler, et les deux époux s'unissent confiants dans la vérité sans voiles, dans la tendresse et le dévouement réciproques.

L'épouse ne fera jamais tort à la mère. Qu'elle garde dans ses plus ardentes joies le désir de cette fécondité bénie des anciennes familles, redoutée aujourd'hui par tant des nôtres à l'égal d'un danger ou d'un fardeau ; elle ne se dérobera pas au devoir sacré de la maternité, heureuse et fière de donner au foyer des enfants qui seront son orgueil et sa joie. Cette vigilante éducatrice saura les mettre âme et corps à l'abri des dangers. Fière aussi de donner à son pays ce dont il a si tragiquement besoin, des hommes sains et robustes, cette bonne Française, en veillant à l'intégrité de la race, travaillera pour sa part à la sécurité de la patrie.

A CELLES QUI TRAVAILLENT

Conseils d'hygiène.

Par Mme Avril de Sainte-Croix.

On me demande, au moment de livrer ce petit travail à l'impression, pourquoi les conseils qu'il contient, conseils qui concernent aussi bien les femmes oisives que celles qui travaillent, ne semblent s'adresser qu'à cette seconde catégorie, et si je ne pense pas que les mêmes dangers menacent également les unes et les autres.

Bien certainement, oui ! Seulement, si j'adresse ces quelques recommandations plus particulièrement aux travailleuses : domestiques, ouvrières, employées de commerce, de bureau, etc., à toutes celles enfin que leur métier, ou leur profession, met en contact journalier avec le public, c'est que ces dernières sont, sans conteste, plus exposées que les premières aux dangers de la contagion.

Ces jeunes femmes, ces jeunes filles, que les conditions matérielles de l'existence éloignent du foyer familial, peuvent, si elles ne sont pas mises en garde contre certains contacts auxquels elles ne songent même pas, contracter des maladies dont elles porteront le poids jusqu'à la fin de leurs jours.

Cela dit, je m'empresse d'ajouter qu'il est absolument nécessaire à tout individu, quelle que soit sa position — ou son sexe — de connaître non seulement les périls qui le menacent afin de pouvoir les écarter, mais encore les moyens les plus efficaces de combattre le mal, si par malheur il en est atteint.

14

A l'heure actuelle, lorsqu'on parle de cette chose si importante au point de vue de la santé : l'hygiène du corps, celle du logement, on est frappé de voir combien peu s'en préoccupent et l'indifférence de la masse à ce sujet. Pour beaucoup, les mots *contagion, contamination,* n'ont qu'un intérêt très relatif; ils ne retiennent l'attention que si celle-ci a déjà été forcée par l'apparition d'une épidémie. Tout au plus, en temps ordinaire, songe-t-on parfois, et encore combien rarement, à se garantir contre le bacille de Koch.

Qu'elles sont nombreuses cependant les maladies contre lesquelles nous devons nous défendre !

Parmi les plus graves, celles que l'on peut compter, au même titre que la tuberculose, au nombre des fléaux de l'humanité, il en est une qui diminue, détruit des milliers d'individus, dont non seulement on ne dénonce pas assez les méfaits, mais, pis encore, dont il est malséant de parler : la syphilis et, à côté d'elle, toutes les maladies vénériennes.

Un auteur dramatique de beaucoup de talent, M. Brieux, a bien eu le courage, il y a quelques années, d'en déceler les ravages en écrivant deux pièces où il nous montre les victimes du tréponème.

« Les Avariés » d'abord, « Les Remplaçantes » ensuite où l'auteur montre une nourrice, contaminée par l'enfant étranger qu'elle allaite, devient, sans s'en douter, un agent d'infection pour les siens, ont fait réfléchir et l'actualité s'étant emparée du sujet, on a osé s'intéresser au problème. Mais bientôt l'attention s'est portée ailleurs et on en serait peut-être revenu aujourd'hui à l'indifférence d'antan si la terrible guerre que nous venons de traverser n'avait rendu à la question toute son acuité. D'ailleurs M. Brieux n'a guère envisagé la maladie que sous un aspect, celui de la contagion par contact immédiat, et laissé dans l'ombre, ou à peu près, toute la série des contaminations accidentelles, possibles cependant.

C'est de celles-ci surtout dont je voudrais entretenir les lectrices qui me feront l'honneur de lire ce petit opuscule.

Loin de moi la pensée de vouloir empoisonner leur existence

en la leur montrant menacée de toutes parts par la maladie ou de leur demande d'en retrancher tout plaisir sous prétexte que, derrière chaque rose, peut se cacher un aspic. Je voudrais simplement que leur attention ayant été mise en éveil, elles pussent se garer du mal sans rien perdre de leur belle confiance en la vie.

Pour cela, il faut savoir où gît le danger et comment s'en défendre, garder le juste milieu entre ceux qui passent leur vie à craindre les microbes et ceux qui veulent au contraire totalement les ignorer. En général, dans ce domaine, la peur est presque aussi nuisible que l'indifférence.

Pour ce qui est des maladies vénériennes, et plus particulièrement de la syphilis, puisque c'est surtout de cette maladie dont nous nous occupons ici, il est des choses que nul n'a le droit d'ignorer. Combien de femmes, de jeunes filles sont informées des contagions possibles par le fait de s'être servi d'ustensiles contaminés : fourchettes, cuillers, verres ? Combien se sont rendu compte du danger qu'il y a à emprunter le peigne, la brosse à dents, le bâton de rouge destiné à fleurir le sourire, le bâton de noir avec lequel on espère, aviver le regard ? Combien savent le danger qu'il y a à accepter des soins de gens que l'on croit bien portants et qui, sous une apparence de santé, sont atteints de maladies contagieuses ? Le nombre en est infime. On accomplit sans y songer ces choses de la vie courante, qu'on a faites mille fois sans qu'aucun mal en soit résulté ; on oublie qu'il suffit de les faire une fois, dans de mauvaises conditions, pour s'infecter et pour que ce qu'on aurait pu éviter arrive.

Quelques-unes d'entre vous souriront peut-être des recommandations qui leur sont données en songeant, fières de leur jeunesse et de leur belle santé, à tant d'années passées sans résultats néfastes, dans l'insouciance ou l'ignorance des préceptes de l'hygiène. Et peut-être auront-elles une tendance à douter de ce que nous leur disons. Pour celles-là j'essaierai, par quelques exemples précis, d'illustrer ces vérités.

C'est d'abord une jeune ouvrière dont la santé était de celles dont on ne parle jamais tant elles semblent naturelles et indestructibles. Un jour, incommodée par un bouton qui lui est venu à la lèvre, elle s'en inquiète plus par coquetterie, que par préoccupation d'hygiène, fait quelques petits pansements et bientôt n'y songe plus, le bouton ayant disparu. Mais, au bout de quelque temps, d'autres manifestations apparaissent : éruption généralisée, maux de tête violents et tenaces, maux de gorge, etc. Les parents inquiets la conduisent chez un médecin pour lequel les symptômes énumérés plus haut ne laissent aucun doute : la jeune fille est atteinte de syphilis. A cette révélation, la pauvre enfant est prise d'un chagrin tel qu'il aurait été jusqu'au désespoir si le praticien qui la soigne ne lui avait expliqué qu'aujourd'hui, avec des soins et de la persévérance, et à condition de ne pas chercher de remède à son mal chez les charlatans dont les annonces encombrent la quatrième page des journaux, on peut et doit guérir la syphilis en suivant un traitement approprié.

Non moins atterrés, les parents cherchent où et comment leur fille a pu être contaminée. La réponse arrive bientôt, terrifiante pour toute la famille : c'est le frère aîné qui, atteint de syphilis, a caché son état à ses parents lorsque, démobilisé, il est rentré au foyer familial. Par négligence, il a cessé le traitement qui lui avait été prescrit et, se croyant sans doute guéri, il n'a pris aucune précaution, n'a pas même arrêté sa sœur lorsque, à maintes reprises elle a bu dans son verre.

Ailleurs, c'est une jeune dactylographe, fraîche et belle jeune fille qui n'avait qu'à laisser s'épanouir ses vingt ans sans se livrer à des artifices pour plaire, qui est atteinte du même malheur. Un bouton, qu'elle a pris pour un orgelet, est apparu à sa paupière, quelques soins appropriés l'ont fait disparaître rapidement et nulle inquiétude n'a subsisté au sujet d'un bobo si insignifiant. Mais la guérison n'était qu'apparente. Bientôt des manifestations, identiques à celles du cas précédemment cité, ont lieu et on a recours au docteur. Etonné, le médecin de la famille, pour qui la nature de la maladie ne fait aucun

doute et qui diagnostique un chancre de la paupière, inter-
roge la jeune fille, qu'il sait un peu coquette mais sage, et il
découvre qu'elle a contracté son mal en se servant, au bureau,
du bâton de fard d'une de ses collègues, habituée du maquil-
lage.

Ailleurs encore, et de façon la plus inattendue, c'est une
employée de commerce qui est victime de l'imprudence d'un
malade. Un jour, en ficelant un paquet, elle se fait au doigt une
petite écorchure. Ce n'était rien : avec un simple pansement
à l'alcool la plaie — c'en était à peine une — se serait cicatrisée. Par malheur, comme le sang continuait à couler, un
de ses camarades lui offrit, pour arrêter l'hémorragie, un morceau de taffetas anglais qu'il avait sur lui. L'offre acceptée
avec reconnaissance, le taffetas fut appliqué, non sans avoir été
au préalable humecté avec de la salive. Le sang étanché, l'écorchure cicatrisée, ce petit incident eût été vite oublié si, au
bout de quelque temps, n'était apparu, à l'endroit de la bles-
sure, un chancre significatif accompagné de troubles graves
dans la santé générale. On cherche et il faut bien se rendre
à l'évidence, la pauvre femme a été contaminée, bien involontairement, par celui qui, croyant lui rendre service lui a
appliqué du taffetas gommé infecté par sa salive.

Je m'arrêterai ici, il serait trop long et fastidieux de citer
plus de cas.

Et maintenant arrivons au point le plus délicat dans ce domaine : celui où, lorsqu'on met en garde la jeunesse contre
les dangers des familiarités excessives, on risque de passer pour
un gêneur qui ne comprend rien aux mœurs de l'époque et voit
des périls où il n'y a qu'un plaisir bien innocent. Je connais
ce raisonnement pour l'avoir entendu ; je sais même qu'il est
fréquent et c'est précisément à cause de cela que je tiens à
insister, certaine qu'après m'avoir lue jusqu'au bout, mes lectrices seront convaincues que je n'ai eu, en écrivant, qu'un
désir : celui de leur rendre service.

Oh ! je reconnais que rien n'est plus charmant que la cama-
raderie entre jeunes gens, loin de moi la pensée de vouloir la

condamner. Je suis même sûre que c'est précisément d'avoir voulu élever trop différemment et éloigner les uns des autres filles et garçons qu'est né ce sentiment de trouble malsain qu'éveille trop souvent la rencontre de jeunes gens de sexes différents. Mais c'est justement parce que, plus que quiconque, je suis partisan de cette vie commune, dans le monde, à l'école, sur les terrains de jeux, au bureau, à l'atelier, que je désire qu'elle puisse avoir lieu sans danger, ou du moins avec le minimum de risques.

Toutes les recommandations que je pourrais faire ici ne prévaudront pas, je ne me fais nulle illusion, contre l'attrait des sexes, surtout chez ceux qu'une éducation familiale n'a pas armés moralement contre certaines faiblesses. Une parole tendre, un regard affectueux a si vite fait d'émouvoir un jeune cœur, surtout s'ils viennent d'un être sympathique et si l'on est complètement ignorant des dangers de la vie! Sans s'en apercevoir, on se laisse aller à permettre certaines privautés, une pression furtive de la main, un baiser dérobé sans grande résistance et tout cela sans y ajouter de conséquence au début, et surtout sans jamais se demander, puisque l'on reste dans le domaine des jeux innocents, quels peuvent en être les résultats.

Ils se sont, pour quelques-unes, révélés terribles : plus d'une a payé de sa santé, de son avenir compromis, un baiser trop prolongé, une caresse qui semblait anodine. Et que dire de celles qui, oubliant toute retenue, toute prudence, se sont laissées entraîner par leur cœur ou leurs sens ? Pour savoir de quel prix un grand nombre d'entre elles ont payé ces heures d'oubli, il suffit de voir défiler dans les dispensaires quelques-unes de ces tristes avariées.

Parmi ces victimes, je ne dirai pas de l'amour mais de l'entraînement, car ce serait profaner la belle chose qu'est l'amour que de se servir de son nom pour désigner ces rencontres fortuites, les moins malheureuses sont encore celles qui connaissent leur mal, qui se soignent et peuvent espérer guérir. Les plus à plaindre sont les pauvres femmes ou jeunes filles qui, ignorantes d'abord, honteuses ensuite, cachent leur état, espèrent guérir au moyen de remèdes empiriques, et n'ont recours à un médecin compétent que lorsque la maladie a pris un développement tel qu'il la rend presque inguérissable. C'est une maison ravagée par l'incendie que l'on demande au praticien de reconstruire avec, comme matériaux, des poutres calcinées et des murs lézardés.

Et combien de fois ce que je viens de dire plus haut ne se répète-t-il pas, hélas, pour des jeunes femmes, jeunes épousées victimes de maris légers ou ignorants !

Il faut que tous et toutes, se sachant malades, se soignent. C'est un devoir envers soi-même, un devoir envers la famille que l'on fondera un jour, un devoir envers la société.

Il n'y a pas de maladies honteuses, mais on est coupable, criminel même, lorsque par insouciance, par légèreté ou par cynisme, on expose d'autres êtres à la contamination. La syphilis est guérissable, il faut simplement la traiter comme elle doit l'être.

Cependant si les maladies vénériennes ne sont pas des maladies honteuses, il ne faut pas en déduire que celui qui en est atteint n'a aucune responsabilité dans le mal qui le frappe, la plupart du temps, sauf dans les cas de contamination indirecte, l'avarié aurait évité son triste sort s'il avait mené une vie pure, honnête, s'il avait réservé ses forces et sa jeunesse pour fonder un foyer. L'acte sexuel est un acte sacré qui obéit à une des plus belles lois de la nature lorsqu'il répond à son but c'est-à-dire à la perpétuité de l'espèce. Pour lui conserver sa beauté, n'empoisonnons pas les sources de la vie et rappelons-nous que c'est de nous que dépendent non seulement notre santé, notre bonheur, mais aussi la santé et le bonheur des générations futures.

Mes lectrices me pardonneront d'avoir retenu si longtemps leur attention sur un sujet aussi grave. Je crois que cela était utile. C'est une amie à cheveux gris qui a été témoin de bien des souffrances, a reçu de douloureuses confidences, qui s'adresse à elles ; une amie qui aime, respecte et admire les travailleuses de toutes catégories, qui sait leur valeur morale trop souvent méconnue, leur courage, leur dévouement.

J'espère qu'elles ne m'en voudront pas si je les ai un instant attristées, qu'elles se souviendront de mes conseils si, par malheur, ils leur devenaient nécessaires et surtout qu'elles se rappelleront que c'est en sauvegardant leur santé qu'elles sauvegarderont leur dignité.

CINQUIÈME PARTIE

IMPORTANCE DU TRAITEMENT DE LA SYPHILIS CE QU'IL DOIT ÊTRE

Nécessité d'une surveillance médicale périodique.

Par M. le D' H. Gougerot
Professeur agrégé à la Faculté de Médecine de Paris
Médecin des Hôpitaux.

L'importance capitale du traitement de la syphilis découle de tout ce qui vient d'être dit sur la gravité sociale, familiale et individuelle de la syphilis. Un traitement précoce et prolongé guérit la syphilis dès le début ; empêchant les accidents nouveaux et cicatrisant les accidents actuels, il supprime les chances de contagion ; il rend impossible la contagion du conjoint et la transmission à l'enfant ; il prévient les lésions de la peau, des muqueuses, des organes profonds, système nerveux, cœur et aorte, si souvent graves, mutilantes, irréparables, mortelles ; il prévient l'éclosion des germes de cancer, etc. En un mot, alors que le syphilitique, non traité ou mal traité et non surveillé, reste un danger permanent pour la société et sa famille, pour sa femme et ses enfants, pour lui-même, le syphilitique bien traité redevient un individu normal ; il est évident que si tous les syphilitiques avaient été soignés dès le début et surtout s'ils s'étaient bien et longuement soignés, la

syphilis n'existerait plus : en vingt ans la la syphilis disparaîtrait des nations civilisées, si elles le voulaient, de même
que la peste, le choléra, la variole n'existent plus en France
que lorsqu'ils pénètrent du dehors.

Si l'on se souvient qu'en dix ans les maladies vénériennes
ont tué 1.500.000 Français, autant que la grande guerre en
quatre ans; que chaque année elles nous coûtent au moins un
milliard, c'est dire l'importance du traitement de la syphilis;
mais il faut souligner que ce résultat, la guérison pratique
du syphilitique, ne peut être obtenu qu'au prix d'un traitement attentif, précoce, intense, prolongé, demande une longue
patience, et du médecin et du malade : des mois et souvent des
années sont nécessaires pour guérir un syphilitique.

Il nous faut résumer très brièvement ce que doit être le
traitement de la syphilis, renvoyant pour tous détails à notre
livre : *Traitement de la syphilis.*

**I. Le traitement doit être aussi précoce que pos-
sible.** — Avant le dixième jour qui suit l'apparition du
chancre, la syphilis n'est pas encore généralisée, sauf exception; un traitement actif et prolongé a les plus grandes chances
de stériliser l'infection. Au contraire après dix à quinze jours,
la généralisation s'affirme et il devient de plus en plus long
d'éteindre la maladie. Donc il faut tous les matins à sa toilette s'observer et à la moindre lésion aller consulter *immédiatement* le *médecin* et non un pharmacien, en vous rappelant
le début tardif du chancre souvent vingt à trente jours après
la contamination, son aspect souvent insignifiant, « propre »...
N'attendez pas au lendemain car tout retard permet à la maladie de se généraliser.

**II. Le traitement doit être adapté à chaque malade
et seul un médecin qui vous aura examiné pourra
adapter à votre tempérament le meilleur traitement.**
— Donc, ne vous soignez pas vous-même, ni par correspondance, ni par les conseils d'un camarade, ni par la lecture

d'un livre de médecine. Un pharmacien peut vous indiquer un médecin, mais il n'est pas compétent pour vous soigner et, s'il vous le propose, refusez. Méfiez-vous surtout des réclames des journaux et d'ailleurs.

Militaire, allez consulter votre médecin-major, qui est astreint au secret médical de même qu'un médecin civil [1] et vous ne serez jamais puni ; au contraire, un cachotier sera puni lorsqu'il sera découvert à la visite de santé bi-mensuelle.

Civils, allez trouver votre médecin. Si vous ne pouvez pas payer un médecin vous trouverez médecins et soins gratuits donnés avec discrétion absolue dans les consultations des hôpitaux spécialisés (Hôpital Saint-Louis, Cochin, Broca, etc., à Paris ; Antiquaille à Lyon, etc.), et dans les consultations qu'on appelle « Services annexes » et qui existent dans toutes les villes de France. Demandez-en l'adresse à la mairie, à l'hôpital de votre ville. Vous n'aurez aucun nom à donner, et votre secret sera scrupuleusement gardé.

A la campagne, allez au « service annexe » de la ville voisine, ou bien adressez-vous, si vous êtes indigent, au médecin de l'Assistance départementale gratuite de votre village ou du village le plus proche. Les médecins, pharmaciens, maires vous donneront l'adresse, les jours et heures du service annexe. D'ailleurs l'annonce en est faite périodiquement dans les journaux du pays. Si vous n'avez pas l'argent du voyage, le médecin du service annexe vous le remboursera (en vertu de la circulaire n° 57 du Ministère de l'Intérieur en date du 5 juin 1917). Vous n'avez pas besoin de dire que vous allez consulter pour une maladie vénérienne ; dites que vous avez de l'eczéma ou des démangeaisons, etc.

Ne gardez pas pour vous, par honte ou par pudeur un mal qui tôt ou tard sera découvert et qui va devenir redoutable.

---

1. La circulaire 251 ci/7 astreint au secret, et recommande de ne pas mettre de diagnostics révélateurs sur les billets d'hôpital et autres pièces vues par le capitaine, les infirmiers. On doit mettre un diagnostic de lésion : angine, érythème, etc.

A vous cacher, à ne pas vous faire traiter par un médecin, vous courez les plus grands dangers, et nous pourrions vous citer des histoires lamentables de malheureux vénériens trop crédules, soignés par des charlatans ou par des produits réclames, escroqués ou estropiés pour la vie, sans parler des contagions qu'ils ont disséminées autour d'eux.

III. Le traitement doit être aussi puissant que le permettra le tempérament du malade. — *Il ne faut plus soigner la syphilis comme on le faisait il y a vingt ans par des pilules, des sirops.* Ce sont des procédés qui maintenant sont manifestement insuffisants. *Un traitement puissant n'est possible que par des injections sous-cutanées, musculaires ou intra-veineuses :* ces dernières sont inoffensives si elles sont correctement faites et le malade ne doit avoir aucune appréhension.

IV. Le traitement du début, sauf intolérance dont le médecin sera seul juge, sera un **traitement d'assaut par les nouveaux produits arsenicaux,** 606 ou ses dérivés : 914, novarsenobenzol, galyl, sulfarsenol, éparséno ; par exemple une première cure arsenicale totalisant de 3 à 5 grammes de 606 ou 5 à 7 grammes de ses dérivés. Arrêt de trois à quatre semaines ; deuxième cure arsenicale semblable. Le médecin jugera s'il doit ou non associer du mercure, s'il doit prolonger ou non ce traitement d'assaut dont le but est d'obtenir l'absence de symptômes cliniques et un sang normal (séro-réaction de Bordet-Wassermann négative).

V. Après ce traitement d'assaut, *le malade aurait grand tort de se croire guéri, il faut et nous y insistons de toutes nos forces, qu'il se fasse surveiller* (examen clinique et examen du sang) *et* **traiter pendant de longs mois** *malgré qu'il paraisse guéri.* Il faut des examens périodiques du malade et du sang, il faut poursuivre le traitement : par exemple, après les deux cures arsenicales, six mois de cures mercurielles périodiques puis une troisième cure arsenicale, puis deux ans de cures mercurielles périodiques, de plus en plus espacées mais non supprimées. Ayez un calendrier de traitement anonyme pour ne rien oublier (voir mon modèle chez Maloine, éditeurs). Cette nécessité de la surveillance et du traitement périodique doit être patiemment inculquée au malade, et l'interruption du traitement est un des plus grands dangers de la syphilis : l'infection récidive, tout est à recommencer et souvent elle récidive sous une forme grave : neuro-récidive rendant aveugle ou sourd ; souvent elle permet la contagion d'un conjoint et des enfants !

VI. Dans les premiers mois de la syphilis les interruptions, les **entr'actes entre les cures doivent être aussi courts que possible** : *vingt à trente jours au début* dans les quatre à six premiers mois puis arrêts de quatre à six semaines dans les mois suivants ; les repos plus longs à la manière allemande sont dangereux, laissant reprendre la maladie.

VI . **Après ces premières années**, *le syphilitique doit continuer à se faire surveiller périodiquement par le médecin* **toute sa vie** : d'abord examen clinique bi-annuel et examen du sang (séro-réaction) annuel de la troisième à la dixième année, puis après la dixième année examen clinique et sanguin annuel. Je souligne qu'il doit le faire *toute sa vie ;* car tous les médecins ont vu des syphilis récidiver quinze, vingt, trente, cinquante ans après le chancre alors que pendant de longues années elles avaient semblé guéries. Il faut sans hésiter recourir aux examens de sang, à la ponction lombaire, lorsque le médecin le jugera utile. Le malade ira voir périodiquement son médecin même s'il ne croit rien avoir ; à plus forte raison, s'il a le moindre trouble, lui, sa femme ou ses enfants, doit-il consulter le médecin sans rien lui cacher de sa maladie. *Cette surveillance périodique et surtout l'examen du sang permettront de découvrir une reprise de l'infection alors qu'elle n'a commis aucun dégât et de l'éteindre aussitôt par un traitement judicieux. C'est la meilleure garantie qui puisse ras-*

surer le syphilitique. Grâce à cette surveillance, il n'a plus rien à craindre et les récidives deviennent si rares qu'elles sont de l'ordre de fréquence des accidents impossibles à prévoir : naufrage, mort par accident, etc.

VIII. Quel traitement suivre après ces premières années ? — Les opinions médicales sont à ce sujet très différentes. Ayez confiance en votre médecin et suivez ponctuellement ses conseils. Beaucoup, suivant l'enseignement de A. Fournier, font des cures trimestrielles mercurielles (piqûres ou frictions) de la quatrième à la quinzième année, puis semestrielles de la seizième à la trentième année. Je suis de cet avis, persuadé qu'il faut donner au malade les plus grandes chances de garanties pendant toute la période où les statistiques montrent qu'il peut éclore des syphilis viscérales : tabes, paralysie générale, etc.

IX. Il faut traiter au maximum les syphilis les plus bénignes, car ce sont souvent des « chancres de rien » qui, négligés, donnent les terribles syphilis nerveuses, tabes et paralysie générale. On ne peut pas prévoir la gravité de la syphilis d'après les accidents du début.

X. Par ce traitement prolongé périodique, le malade s'est donné les chances les plus grandes de guérir ; il a la guérison pratique, mais on ne peut lui assurer la guérison absolue qui le dispenserait, si on en était certain, de toute surveillance médicale. Au contraire, puisque la syphilis peut exceptionnellement avoir des retours imprévus, redevenir contagieuse très tardivement, se transmettre au conjoint et aux enfants, la surveillance périodique s'impose pour déceler cette exception dès son début et ce sera notre conclusion dernière, en répétant une fois de plus que cette surveillance, surtout l'examen du sang, découvrira la récidive avant qu'elle ne devienne dangereuse et la guérira, donc que, loin d'effrayer le syphilitique elle doit le rassurer, lui donnant toute garantie, étant une véritable « assurance » contre la maladie. Nous répétons que ces récidives chez le malade longuement traité et surveillé sont des exceptions rarissimes, que le malade bien traité est si bien guéri qu'il n'a plus d'accidents, qu'il peut se marier, qu'il aura des enfants superbes, et qu'il peut même rattraper la syphilis !

CE QU'IL FAUT DIRE DU DIAGNOSTIC
DU TRAITEMENT ET DU CONTROLE
DE LA SYPHILIS

Par M. le Dr MARCEL PINARD.
Médecin des Hôpitaux.

La syphilis débute insidieusement et même si l'on est très soigneux de sa personne on peut ne pas s'en apercevoir.

On dit en effet que la syphilis commence par un chancre, la chose est vraie mais l'expression est impropre car le mot chancre éveille l'idée d'une lésion profonde et repoussante, alors que le chancre syphilitique est le plus souvent très petit, quelquefois à peine visible et se présente sous l'aspect d'une petite écorchure, d'un petit bouton qui a l'air d'être la chose la plus insignifiante du monde. Cette minime écorchure ne suppure pas, n'est pas douloureuse et guérit quelquefois assez vite même sans traitement.

Quand cette première lésion de la syphilis ne dépasse pas la dimension d'un grain de chenevis ou d'un grain de millet et se trouve dans un repli des muqueuses, elle peut rester complètement ignorée pour le plus grand danger de celui qui en est porteur. D'autres fois, tout en étant très visible, il reste méconnu et passe pour une lésion banale : au menton et aux joues on le prend pour une écorchure du rasoir, aux lèvres pour une gerçure, à la langue pour une brûlure, au doigt pour une tourniole ou un panaris, à la gorge pour une amygdalite ou un mal de gorge sans gravité. C'est ce qui fait que tant de malades ont la syphilis sans s'en douter.

Pensez aussi que des enfants qui sont nés de parents sains

peuvent contracter la syphilis d'une nourrice, d'une bonne ou même de personnes qui les embrassent.

Fournier raconte l histoire d'un enfant qui érafle son genou en jouant aux Tuileries, une dame qui passe lui met un carré de baudruche mouillé de sa salive; un chancre syphilitique se déclare un mois après !

Mères, soyez jalouses de vos enfants, allaitez-les, élevez-les vous-mêmes, ne les laissez pas embrasser et méfiez-vous des « anges gardiens ».

Toute écorchure de la peau et des muqueuses, surtout dans la bouche ou dans la zone génitale, doit être montrée au médecin.

Toute éruption, toute lésion peut être un accident syphilitique.

Toute maladie même peut dépendre de la syphilis : maladies nerveuses, maladies des os, du cœur, des vaisseaux, des reins, du foie, etc.

Les gestations qui n'aboutissent pas ou qui donnent des enfants débiles peuvent être influencées par la syphilis d'un ascendant.

Tout cas suspect doit être étudié par le médecin, qui a à sa disposition des moyens de contrôle (ultra-microscope, examens du sang).

Toute personne peut avoir la syphilis sans le savoir, soit qu'elle l'ait contractée sans s'en rendre compte ou dans l'enfance, soit qu'elle l'ait de façon héréditaire.

Les personnes les plus respectables peuvent présenter des accidents syphilitiques ; le diagnostic ne doit pas tenir compte de la situation sociale ou morale. Toute personne doit avoir l'intelligence de penser qu'elle peut avoir eu un ascendant syphilitique.

Toute syphilis doit être traitée énergiquement, il faut viser maintenant non pas seulement à faire disparaître l'accident mais à stériliser l'affection de façon définitive. Le traitement qui actuellement donne les meilleurs résultats consiste en séries d'injections intraveineuses de composés arsenicaux.

Il faut arriver à faire des doses suffisamment fortes, il faut que les séries se succèdent avec des intervalles de repos assez réduits, de trois semaines environ.

Le contrôle de la maladie est suivi par le médecin (signes cliniques, ultra-microscope, examens du sang, ponctions lombaires).

Un malade qui s'est adressé au médecin dès le premier jour, qui s'est traité énergiquement, peut après un an d'observation, pendant lequel toutes les investigations auront été négatives, subir une réactivation (injection arsenicale) suivie d'un examen du sang et d'une ponction lombaire. Si l'examen est satisfaisant, il peut être considéré comme guéri.

CONSEILS AUX SYPHILITIQUES

Par M. le Dr Paul Gastou.

Tout syphilitique doit se préoccuper de lui-même et de son entourage : de lui-même pour se traiter et se guérir ; de son entourage pour éviter la contagion ou la transmission de sa maladie.

Le syphilitique est non seulement dangereux par les accidents contagieux qu'il peut présenter, mais également sans accidents contagieux, par ses relations génitales ou conjugales.

Le syphilitique qui ne se soigne pas ou s'est mal soigné est coupable envers sa femme et ses enfants auxquels il transmet sa maladie.

Le syphilitique qui se soigne énergiquement, régulièrement, attentivement dès le début de sa maladie a toutes chances d'éviter des accidents contagieux ou transmissibles.

Dès que l'existence de la syphilis est démontrée par des accidents non douteux aux organes génitaux, à la peau, sur les muqueuses, confirmée par l'examen microscopique ou l'examen du sang, le syphilitique a pour devoir :

1° De se soigner rigoureusement ;

2° De surveiller l'apparition d'accidents contagieux ;

3° De se soumettre à certaines obligations hygiéniques et sociales ;

4° De tenir compte des obligations morales qu'il a vis-à-vis des personnes qu'il a pu contaminer.

1° Tout syphilitique doit se traiter selon les indications données au paragraphe ci-dessus sur le traitement de la syphilis. Il doit se soumettre non seulement au traitement régulier mais encore au contrôle de ce traitement et de l'évolution de la maladie, fait par la réaction de Bordet-Wassermann. Il préviendra ainsi les accidents ou complications qui pourraient se produire.

2° Le syphilitique doit se préoccuper des accidents contagieux qu'il peut présenter et qui font de lui une source de contagion.

Toute éruption, tout bouton, toute écorchure de la verge ou des organes génitaux sont suspects et entraînent la défense de tout contact génital.

Beaucoup plus dangereux comme éléments de propagation de la maladie sont les mêmes accidents survenant sur les lèvres, la langue, dans la bouche ou sur les amygdales.

En matière de contagion syphilitique, les lèvres et tous les organes de la cavité buccale sont les facteurs principaux de propagation et de dissémination de la maladie.

3° Le syphilitique devra :

A) *Éviter de fumer* : dans les deux premières années de sa maladie, pour ne pas provoquer l'apparition d'accidents contagieux : plaques muqueuses, dans sa bouche ou sur ses lèvres.

Plus tard, pour ne pas faciliter par l'irritation du tabac le développement d'un cancer des lèvres ou de la langue.

L'alcool : est un poison dangereux pour le syphilitique : il facilite chez lui les maladies du foie et des reins, les troubles nerveux, les accidents cérébraux et la paralysie générale.

Le surmenage cérébral, les excès de toutes sortes conduisent à l'ataxie, à la démence et également à la paralysie.

B) *Le syphilitique* doit avoir le plus grand soin de sa bouche et de ses dents : pour éviter la présence d'accidents contagieux que les mauvaises dents provoquent ; pour pouvoir suivre plus facilement le traitement.

c) *Le syphilitique* dans les premières périodes de sa maladie, doit éviter le *baiser*, même banal. Les ustensiles de table, verre, cuillère, fourchette ; ses objets de toilette doivent lui être régulièrement personnels.

Le linge dont il se sert ne doit pas être utilisé par d'autres.

Au bureau, à l'atelier, ne pas oublier que la pipe est un instrument de contagion.

Toute personne capable de contaminer doit prévenir son entourage direct, intime, qu'elle peut être contagieuse : un fils ou une fille doit prévenir ses parents, un mari sa femme et inversement.

D) Tout célibataire ou marié atteint d'écorchures aux organes génitaux doit se dispenser de rapports.

La moindre écorchure ou érosion ayant les caractères de l'herpes siégeant aux organes génitaux doit empêcher tout rapport. Une petite plaie ou aphte aux lèvres ou à la langue interdit le baiser.

E) Tout syphilitique récent, même sans accidents, ne peut être autorisé à avoir de rapports qu'après plusieurs séries de traitements énergiques, qu'après constatation d'absence d'accidents contagieux depuis le chancre et examen du sang avec Wassermann négatif. Cette autorisation en principe ne peut guère être donnée avant le cinquième ou sixième mois.

F) Le syphilitique ne pourra se marier que dans les conditions énumérées dans le chapitre : Mariage des syphilitiques.

D'une façon générale, le syphilitique devra toujours faire un dernier traitement avant son mariage, et avant de procréer, s'il est marié.

Toute femme qui conçoit d'un syphilitique récent ou ancien, qu'elle ait eu ou non des accidents syphilitiques, doit être traitée pendant le cours de sa grossesse.

De ces deux règles découlent la prophylaxie de la syphilis héréditaire et de l'hérédité syphilitique (Dr Gastou : Rapport au Congrès de Lisbonne. Avril 1906).

G) Tout syphilitique bien traité, sans accidents et en apparence guéri, doit toujours être surveillé.

H) Tout syphilitique chez lequel survient un accident, une maladie, doit prévenir le médecin de ce qu'il a eu antérieurement.

Il doit également se rappeler que ses enfants peuvent avoir

hérité de sa maladie et que celle-ci peut avoir une influence sur leur santé.

4° Moralement le syphilitique est responsable de la contagion dont il est la cause et du mal qu'il communique.

Lorsqu'un syphilitique, ignorant qu'il est en puissance d'un accident contagieux, s'est mis dans la situation de contaminer, il doit en prévenir aussitôt la personne qu'il a pu contaminer afin que celle-ci puisse envisager, sur les conseils d'un syphiligraphe ou d'un médecin compétent, la possibilité d'un traitement immédiat préventif.

LE MARIAGE DES SYPHILITIQUES[1]

Par M. le Dr Louis Queyrat.

Il n'y a pas très longtemps encore, il arrivait souvent que lorsqu'un médecin demandait à un de ses clients, célibataire endurci : « Pourquoi ne vous êtes-vous pas marié ? » il recevait la réponse suivante : « Que voulez-vous, docteur : j'ai eu autrefois cette terrible maladie qu'on appelle la syphilis et quand on a eu cette maladie, on ne se marie pas ! » Cette déclaration de principe, qui d'ailleurs n'empêchait pas les célibataires en question de pratiquer l'adultère et de procréer dans les ménages d'autrui, cette proposition, dis-je, était déjà fausse il y a quarante ans ; elle est encore bien moins de mise aujourd'hui, où, grâce aux progrès de la thérapeutique, la syphilis peut guérir dans certaines conditions et où, lorsque la guérison ne peut pas être obtenue, les risques de la maladie sont réduits au minimum. L'hypothèse du mariage des syphilitiques doit être envisagée à plusieurs points de vue.

1. Cette question du mariage des syphilitiques a été, sur la proposition de son excellent président d'alors, M. Brocq, étudiée à la Société de Dermatologie et de Syphiligraphie par une commission dont le rapporteur, M. Clément Simon. a fait un remarquable exposé du problème et des solutions qu'il comporte (Voir *Bul. de la Soc. de Derm. et de Syph.*, 24 juin 1920. Chaque membre de cette commission, dont je faisais partie, devait rédiger un rapport indiquant la manière dont. à son avis, la question devait être envisagée et résolue. Cet article n'est autre chose — à quelques détails et additions près — que le rapport que je présentai à cette occasion.

Premier cas

Le chancre apparaît pendant la période des fiançailles. — Le médecin doit exiger la rupture du mariage. Il peut à la rigueur, avec l'autorisation du malade, et en sa présence, expliquer la situation à la fiancée et lui demander si elle veut, non pas rompre mais ajourner le mariage à deux ans au minimum. Plusieurs fois j'ai eu à remplir cette mission : les jeunes filles ont toujours accepté d'attendre, parfois jusqu'à quatre ans. Quant au mariage *blanc* que certains ont conseillé, il comporte trop de risques pour qu'on ne doive pas s'y opposer ; il ne faut l'admettre que dans des cas très spéciaux contraint et forcé par la fiancée, dûment avertie. Je puis en citer un exemple. Un jeune homme, que je voyais pour la première fois, vient me consulter pour une ulcération génitale qu'il croyait bénigne, de l'herpès, pensait-il. Il s'agissait, bien au contraire, et de par la clinique et de par le microscope, d'un chancre syphilitique. Or le malade, marié de la veille à la mairie, devait le lendemain se marier à l'église. Disant que pour lui il n'y avait que cette dernière cérémonie qui comptait, il se déclara prêt à divorcer et me demanda de mettre, en sa présence, sa fiancée au courant de la situation, ce que je fis, en prenant tous les ménagements que méritait une jeune fille du monde, pleine d'illusions et débordante d'amour pour son fiancé. Mais après un moment de surprise et de douleur bien légitimes, elle se refusa absolument et au divorce et à la remise à une date ultérieure du mariage à l'église, alléguant avec une noblesse de sentiment et une grandeur d'âme que j'admirai, que son mari, qu'elle aimait, subissait une dure épreuve, que ce n'était pas au moment où il se trouvait dans la peine qu'elle pouvait songer à l'abandonner, qu'il se soignerait encore bien mieux, elle étant auprès de lui, bref, malgré tout ce que je pus dire, le mariage se termina le lendemain à l'église. Je soignai énergiquement le mari, mais, malgré toutes mes recommandations, il vint un beau jour m'annoncer, assez penaud, que sa jeune femme commençait une grossesse, bien avant les délais que j'avais fixés. Je soignai la jeune femme pendant tout le temps de sa gestation ; elle resta indemne de syphilis et accoucha, à terme, d'un enfant superbe qui s'est très bien porté ultérieurement, et n'a rien présenté d'anormal. Ce ménage a eu dans la suite trois autres enfants, bien venus et bien portants.

Ce fait est une preuve que chez nous du moins (il en est autrement chez les Russes), les mariages dits « blancs » ne restent pas blancs aussi longtemps qu'il le faudrait et qu'on ne peut accepter cette solution que dans des conditions tout à fait exceptionnelles. Si dans le cas que je viens de rapporter les choses ont bien tourné, cela tient à ce que la syphilis a été prise au début, que le malade a été énergiquement et régulièrement traité, de même sa femme au point de vue de l'enfant, mais on ne peut pas toujours obtenir cette régularité dans le traitement, ni atteindre aux fortes doses nécessaires pour la stérilisation.

Voyons maintenant les autres cas qu'un médecin peut avoir à envisager dans cette délicate question du mariage des syphilitiques.

Deuxième cas

Le malade est vu et traité par le médecin dès la période primaire. C'est la circonstance la plus favorable ; elle le sera d'autant plus que le traitement suivra de plus près l'apparition du chancre.

Force m'est d'indiquer *la réglementation du traitement* que l'on doit observer, à mon avis, pour pouvoir réaliser dans le plus bref délai possible l'autorisation au mariage.

Dans le cas supposé, je conseille tout d'abord le traitement par *l'arsénobenzol, ou 606*[1], médicament auquel je donne la préférence pour toute une série de raisons que j'ai exposées

---

1. On peut, suivant ses préférences, au lieu du 606, employer *le noarsénobenzol, ou 914*, en se rappelant qu'il est d'un tiers plus faible que le 606,

ailleurs. Le traitement sera dispensé de la manière suivante, et avec les précautions d'usage :

1re injection (d'épreuve) de 15 centigrammes puis *trois jours après*;

2e injection de 25 centigrammes ;

Ensuite, de semaine en semaine, par progression rapidement ascendante 35 ; 45 ; 50; 60 centigrammes et l'on continuera à cette dernière dose, à moins de contre-indication, jusqu'au total de 3 gr. 50.

On laisse ensuite le malade se reposer un mois et on lui fait une *séro-réaction* (HECHT)[1]. Si elle donne un résultat complètement négatif, ce qui est la règle, ce sera un précieux encouragement, mais même dans ce cas il faudra faire une deuxième série d'arsénobenzol, dans des conditions identiques à la première, à cela près que la sensibilité du malade ayant été éprouvée on ne fera plus que des injections hebdomadaires, la première étant de 25 centigrammes.

On atteindra comme la première fois le total de 3 gr. 50 d'arséno-benzol, après quoi repos d'un mois et nouvelle séro-réaction qui, presque certainement sera complètement négative.

On fera alors au malade, de semaine en semaine, une injection intra-musculaire *d'arquérilol* (huile grise argentique), dont l'efficacité est aujourd'hui bien établie, comme aussi la supériorité sur l'huile grise ordinaire. Chaque injection sera de 0 gr. 10 à 0 gr. 12 de mercure, 0 gr. 14 si possible ; tout ceci étant, bien entendu, subordonné à la tolérance du malade.

que la dose de 0,60 de ce dernier a comme équivalent 0,90 de 914 et que la dose totale de chaque série doit être environ de 4 gr. 20.

Quant *aux sels de bismuth*, leur action définitive n'est pas encore suffisamment établie pour que nous puissions quant à présent faire état de cette nouvelle médication autrement qu'en la portant au chapitre des espérances.

1. J'ajoute pour ceux qui ne sont pas au courant des méthodes de laboratoire que la méthode de Hecht. d'après laquelle on opère sur le sérum du malade non chauffé, est plus sensible et donne des résultats plus constants que la méthode de Bordet-Wassermann, d'après laquelle on opère sur du sérum chauffé, mais la méthode de Hecht n'est pas applicable au liquide céphalo-rachidien.

On fera ainsi *huit injections*, puis après une période de repos d'un mois, *une seconde série de huit injections d'arquéritol*. Un mois après la dernière injection on pratique... une prise de sang dont le résultat sera, je suppose, tout à fait négatif, puis une ponction lombaire dont le résultat est d'ordinaire, lui aussi, négatif à tous points de vue (Bordet-Wassermann, lymphocytose, rachi-albumine). Ce traitement avec les intermèdes de repos aura duré environ de dix à douze mois, suivant la tolérance du malade. A partir de ce moment et dans les conditions que je viens d'indiquer, on ne fait plus de traitement ; on continue par contre à pratiquer très soigneusement, de mois en mois, la séro-réaction (HECHT).

Admettons qu'elle se maintienne complètement négative pendant un an. On tente alors une réactivation (Milian), c'est-à-dire qu'on injecte dans les veines du malade 30 centigrammes d'arsénobenzol, ou 45 de novarsénobenzol, puis on fait une séro-réaction, vingt et un jours après l'injection[1].

Supposons que cette séro-réaction après réactivation donne des résultats négatifs. Alors, en dernière analyse, on fait une nouvelle ponction lombaire : le Bordet-Wassermann du liquide céphalo-rachidien est négatif ; la lymphocytose, la rachi-albumine se montrent absolument normales.

Dans les cas de ce genre (et de tels cas deviennent de plus en plus fréquents), lorsque tous ces *barrages* successifs : par la séro-réaction, par la ponction lombaire, par la réactivation aboutissent à une conclusion favorable ; je crois qu'on peut considérer le malade comme guéri et l'autoriser à se marier : *il a été syphilisé, mais il n'est plus syphilitique*. Le traitement aura duré un an ; la surveillance du malade avec les expériences de contrôle pour s'assurer de la solidité de la guérison, en aura demandé autant, si bien qu'on peut dire, à mon sens, que dans les cas favorables le malade énergiquement et méthodiquement traité dès la période du chancre, avant les accidents secondaires, pourra se marier au *bout de deux ans*.

---

1. Cette réactivation peut également s'obtenir par des injections mercurielles, notamment de cyanure intra veineux.

Les mêmes conclusions sont également applicables au malade dont on n'a pu instituer le traitement qu'à *la période secondaire*, mais alors les succès sont moins nombreux ; il y a un intérêt *capital* à commencer le traitement le plus tôt possible après l'apparition du chancre.

En somme, pour autoriser le mariage des syphilitiques traités à la période de virulence, et traités avec méthode, j'exige, après la fin du traitement, une année entière de séro-réactions (HECHT), faites de mois en mois, complètement négatives, puis, à la fin de l'année d'observation, une réactivation suivie, au bout de trois semaines, d'une prise de sang et d'une ponction lombaire, donnant l'une et l'autre des résultats absolument normaux.

TROISIÈME CAS

Malgré des traitements énergiques et répétés, bien suivis, le sujet *garde une séro-réaction complètement ou partiellement positive* : il n'a aucun accident appréciable et *sa ponction lombaire donne un liquide absolument normal*. Que faire dans un tel cas ? Je suis d'avis de continuer le traitement pendant quatre ans et d'autoriser le mariage après ce laps de temps, même si la séro-réaction reste positive, étant donné que nous connaissons tous, des ménages où il y a des enfants sains et vigoureux, dans lesquels la femme est indemne et où le mari, ancien syphilitique, a gardé une séro-réaction positive, plus souvent positive partielle.

Mais il est *nécessaire* dans le cas supposé que la fiancée soit avertie et dans la suite le mari devra être surveillé et suivre, au moins une fois et plutôt deux fois par an, une cure antisyphilitique. La femme devra être traitée pendant ses grossesses.

QUATRIÈME CAS

Le sujet est un ancien syphilitique, qui n'a pas d'accidents mais qui avec un séro-réaction sanguine, que je suppose négative, présente des altérations du côté du liquide céphalo-rachidien, par exemple, pour prendre un cas concret :

Liquide céphalo-rachidien { Bordet-Wassermann, 0 + +
Lymphocytes, 12 par mmc.
Albumine, 0,40 centigr.

Dans un tel cas il faut interdire le mariage, non pas tant au point de vue de la contagion ou de l'hérédité qu'au point de vue des risques de maladie (tabes, paralysie générale, névrites, etc.) et de mort, qu'encourrait le chef de famille.

Même si à la suite de plusieurs traitements les réactions méningées disparaissent, il n'en reste pas moins démontré que le système nerveux du candidat est sujet à caution et il faudra faire subir au malade avant de lui donner l'autorisation au mariage, un stage de surveillance de deux ans avec ponctions lombaires répétées satisfaisantes et traitements intensifs prolongés.

CINQUIÈME CAS

Le malade, outre la réaction méningée révélée par ponction lombaire, présente des symptômes nerveux (abolition des réflexes achilléens, patellaires ; inégalité pupillaire, paresse ou même insensibilité de la pupille à la lumière, douleurs lancinantes, céphalalgie). Il faut dans ce cas s'opposer *absolument* au mariage.

Nous n'avons malheureusement pas la possibilité d'empêcher le malade de se marier, mais nous avons le devoir de lui représenter, avec énergie, la gravité de l'acte qu'il va commettre et toutes les tristes conséquences qui peuvent en résulter. S'il veut passer outre, il faut tâcher d'informer la fiancée (avec l'autorisation, et en présence du malade) des dangers que comporte une pareille union ; si ceci fait, elle veut elle aussi, comme je l'ai vu, passer outre et courir les risques de l'avenir pathologique dont nous lui avons montré toute la gravité, du moins aurons-nous la satisfaction d'avoir fait tout ce qu'il nous était médicalement et légalement possible de faire ; il ne nous restera plus qu'à tâcher, par une surveillance attentive et un traitement rigoureusement suivi, d'atténuer le mal et d'éviter les catastrophes ou tout au moins d'en reculer, autant que faire se peut, l'échéance.

Nous avons jusqu'ici envisagé le cas d'un malade qui consulte son médecin à une période récente ou ancienne de la syphilis et se laisse guider par lui, mais il arrive souvent qu'un individu est syphilitique sans s'en douter, par exemple un syphilitique héréditaire, ou même un syphilitique acquis. Et qu'on ne crie pas à l'invraisemblance ; de pareils cas peuvent s'observer, même chez des médecins, et cela s'explique par ce fait que le chancre syphilitique est indolore, parfois très petit, de peu de durée, qu'il peut être confondu avec une ulcération herpétique ou chancrelleuse, enfin qu'il peut n'être suivi d'aucune manifestation cutanéo-muqueuse (variété neurotrope du tréponème de Levaditi). De tels sujets pourront de très bonne foi, se croire aptes au mariage.

Il y a aussi la catégorie, malheureusement trop nombreuse, des individus qui ont eu un traitement insuffisant et se croient guéris, enfin celle des individus sans conscience qui se marient tout en se sachant syphilitiques et contagionnants, parce que la jeune fille leur plaît, ou parce que sa dot est considérable, ou enfin parce que sa famille a une situation politique, industrielle ou autre, qu'ils comptent exploiter à leur profit. Cette dernière catégorie mériterait de tomber sous le coup de la loi qui devrait se montrer pour eux absolument impitoyable.

Comment faire pour sauver le foyer familial de ces risques de syphilis, les uns inconscients, les autres, on peut dire criminels ? Il n'y a qu'un moyen, et je fais campagne en sa faveur, depuis de longues années, c'est que les parents de la jeune fille fassent subir au prétendant un examen médical complet et cela avant tout pourparler, avant toute discussion de contrat. Le médecin, et ce sera de préférence le médecin de famille, examinera soigneusement le postulant (qui lui sera présenté par le père de la jeune fille) aux points de vue respiratoire, circulatoire, nerveux et cutané ; il pratiquera l'examen des urines, s'assurera que le jeune homme n'a pas une goutte matutinale ou des filaments à gonocoques, qu'il n'existe pas chez lui d'induration épididymaire bilatérale, reliquat d'une ancienne blennorragie avec détermination testiculaire, ayant la stérilité comme conséquence, il recherchera attentivement les stigmates de la syphilis et fera *lui-même* une prise de sang dont la séro-réaction sera pratiquée par un laboratoire de confiance.

Je veux revenir sur deux points qui méritent d'être soulignés : j'ai dit que le père de la jeune fille devait présenter le prétendant au médecin chargé de l'examiner, voici pourquoi: On m'a raconté qu'un confrère — dont on m'a dit le nom — avait reçu la visite d'un jeune homme, candidat à la main de la fille d'un de ses clients, aux fins d'un examen prénuptial : il l'examine, lui donne un *satisfecit* sur toute la ligne, puis le jour du mariage arrive, le médecin y assiste, naturellement ; et au défilé, à la sacristie, quelle n'est pas sa stupeur en voyant que le marié n'était pas du tout le sujet qu'il avait eu à examiner: il y avait eu substitution, vraisemblablement pour cause.

J'ai dit ensuite qu'il fallait faire pratiquer la séro-réaction dans un laboratoire de confiance : c'est nécessaire, car le directeur d'un de nos laboratoires les plus justement réputés m'a dit qu'il se présentait parfois des individus qui déclarent : « Voilà, je dois me marier et je viens pour une prise de sang, qu'on m'a faite et que vous devez examiner: *je sais que le résultat sera positif*, mais si vous voulez bien le marquer négatif, il y aura pour vous la forte somme. » Si de tels arguments n'ont d'autre résultat dans un laboratoire sérieux que de provoquer l'indignation de celui qui entend de tels propos, et que la menace d'une dénonciation à la police, il pourrait en être autrement dans certaines des nombreuses officines qui se targuent de pratiquer la séro-réaction de la syphilis.

Un homme du monde, assez peu au courant des questions d'hygiène et de prophylaxie, comme le sont d'ordinaire ses pareils, me disait qu'il trouvait ridicule de prendre tant de précautions à propos du mariage. A quoi je lui répondis : « Quand

vous aviez vingt ans, vous avez passé devant un conseil de révision qui vous a déclaré bon pour le service militaire. Croyez-
vous qu'il n'est pas aussi important de passer une visite au
point de vue de l'aptitude à la conjugalité et à la paternité ?
Croyez-vous qu'il soit admissible qu'un homme ait le droit de
se marier pour rendre sa femme malade, pour en faire une
infirme ? croyez-vous qu'il soit indifférent d'avoir des enfants
tarés, mal venus et souvent difformes ? »

Après réflexion il se rangea à mon avis et il est devenu un
zélé propagandiste de l'examen prénuptial.

Quelques médecins m'ont fait cette objection : « Mais si le
sujet que vous examinez vous lie par le secret professionnel ? »
Eh bien ! voilà comment il faut s'y prendre pour éluder cette
difficulté. On dit aux parents de la jeune fille : j'examinerai
très complètement le jeune homme que vous me présenterez ;
je lui rédigerai une consultation dans laquelle je dirai tout ce
que j'ai constaté ou n'ai pas constaté chez lui, je la lui lirai,
la lui donnerai sous enveloppe, non cachetée, en le priant de
vous la remettre. Alors de deux choses l'une : ou il vous la
remettra effectivement et vous saurez quel est son état de santé
et si vous pouvez donner suite aux projets de mariage, ou il
ne vous la remettra pas et cette abstention vous sera la preuve
qu'il existe chez lui une tare qu'il veut dissimuler ; dans ce
cas refusez-lui la main de votre fille.

De cette manière le médecin n'a pas violé le secret professionnel et la santé de la jeune fille a été préservée, comme
aussi son avenir familial.

Quand on pense qu'on n'a qu'à regarder autour de soi pour
voir des jeunes filles superbes, pleines d'entrain et de vitalité,
devenir après leur mariage de pauvres jeunes femmes, pâles,
souffreteuses, alanguies, souvent confinées au lit ou à la chaise
longue par suite d'une salpingite, le fiancé ayant apporté le
gonocoque dans la corbeille de mariage, salpingite qui aboutit
trop souvent à la formation d'un abcès lequel nécessite des interventions chirurgicales graves ; quand on pense, au point de
vue particulier de la syphilis qui nous occupe, que ces jeunes

femmes peuvent avoir des séries de fausses couches, des maux de tête, des exostoses, des perforations du nez et de la voûte palatine, qu'elles peuvent perdre leurs cheveux, avoir de l'iritis, devenir paralytiques générales ou ataxiques, etc..., on se demande comment des parents qui prétendent aimer leurs enfants peuvent hésiter à exiger cette visite de santé prénuptiale, indispensable pour assurer l'avenir du jeune ménage.

Dans les examens de ce genre, assez nombreux déjà, que j'ai été appelé à faire, j'ai découvert une fois une syphilis tertiaire avec gomme ulcérée de l'avant-bras gauche et deux testicules syphilitiques, une autre fois une syphilis secondaire en pleine floraison que le fiancé qui semblait de très bonne foi ignorait totalement (le mariage devait avoir lieu trois semaines après). Un prétendant s'est refusé à se laisser examiner : les parents l'ont évincé, mais je dois dire que la plupart de ceux que j'ai examinés étaient dans un état de santé satisfaisant, en tout cas indemnes de syphilis, et plus tard leurs jeunes femmes leur ont été extrêmement reconnaissantes de s'être soumis à un examen médical pour l'amour d'elles et par crainte de nuire à leur santé et à leur bonheur. Et ils ont certainement été récompensés d'avoir bien agi...

LA SYPHILIS DANS LE MARIAGE
ET LE TRAITEMENT DE LA SYPHILIS HÉRÉDITAIRE

Par M. le Dr MARCEL PINARD.
Médecin des hôpitaux.

Le premier devoir du mari ou de la femme qui contracte la syphilis est d'avertir son conjoint. Cet aveu paraît tout naturel et le conseil est toujours suivi quand la personne atteinte n'a rien à se reprocher.

Dans le cas contraire le médecin a souvent beaucoup à lutter pour obtenir ce résultat, quelquefois il échoue mais il est de son devoir de faire partager sa conviction au malade. Sans cette précaution la surveillance et le dépistage de l'affection deviennent plus difficiles chez le conjoint, la contamination est plus difficilement évitée puisque la personne qu'on veut préserver ne prend pas les précautions qu'on peut autrement lui recommander. Si elle est atteinte, le traitement est plus difficile, on recourt en général à un traitement dissimulé, c'est-à-dire à un traitement dangereux, atténuant les manifestations visibles mais qui permettra l'évolution ultérieure vers toutes les graves complications des viscères (cœur, foie, reins, etc.) et du système nerveux. Le système de la dissimulation aboutit également le plus souvent à l'atteinte plus ou moins grave de la descendance.

Au contraire quand la syphilis d'un des conjoints est connue de l'autre le pronostic individuel et familial s'améliore immédiatement.

On évite en outre la découverte du diagnostic par l'autre

conjoint qui est rarement pardonnée tandis que l'on peut dire que l'aveu l'est toujours.

Le malade n'est plus obligé de se soigner en cachette, partant se soigne mieux, les précautions sont prises et observées par les deux (objets de toilette, lits séparés), la contamination peut être évitée.

Si elle ne l'est pas, le traitement du deuxième contaminé est institué de façon précoce et peut être appliqué avec méthode et énergie ; en quelques mois la stérilisation de l'un et de l'autre peut être obtenue.

Ils pourront bientôt cesser tout traitement (si celui-ci a été précoce, intensif, continu et contrôlé) et avoir des enfants parfaitement sains.

Si la conception a eu lieu avant la stérilisation de l'un ou de l'autre des conjoints, le danger pour l'enfant peut être conjuré à condition de traiter la mère pendant sa gestation comme on l'aurait fait d'ailleurs pour stériliser sa syphilis si elle avait été contaminée sans être en état de gestation. Nous avons obtenu les plus beaux enfants, tout à fait indemnes alors que la conception avait eu lieu au 4ᵉ mois et au 6ᵉ mois de la syphilis paternelle, la syphilis de la mère paraissant avoir débuté avec la conception.

Si la stérilisation de la mère n'était pas absolue au moment de la naissance ou si l'enfant était porteur du moindre signe de l'affection (clinique ou sérologique), il devrait être mis dès sa naissance au traitement méthodique en vue de sa stérilisation : séries d'injections arsenicales partant de petites doses, progressant d'autant plus lentement que l'infection paraît plus intense, atteignant les grosses doses (1 centigramme par kilogramme pour l'arsenobenzol, 1 cgr. 1/2 pour le novarsenobenzol et le sulfarsenol).

Séries espacées avec des intervalles courts (3 semaines) deux séries effectuées après le retour à la normale constaté par les examens cliniques et de laboratoire (en particulier le sang pour l'analyse sera toujours prélevé dans une veine et non par ventouse, la méthode employée sera celle de Hecht au sérum frais et non pas le Wassermann au sérum inactivé). L'enfant sera nourri par sa mère ; l'allaitement artificiel lui est souvent funeste.

Si l'enfant hérédo-syphilitique n'est pas traité à la naissance et que le diagnostic soit posé plus tardivement, il sera soigné avec les mêmes directives, la même persévérance, mais il faudra le soigner d'autant plus longtemps que le traitement aura été plus tardif.

Avant tout il ne faudra plus chez le bébé se contenter de combattre des accidents, de faire disparaître des lésions, il faut traiter à fond, avec la même énergie et jusqu'à la stérilisation contrôlée par la clinique, la sérologie et l'examen du liquide céphalo-rachidien.

La syphilis sans symptômes apparents, mais qui existe, est aussi grave que la syphilis qui se traduit par des efflorescences cutanées.

CONCLUSIONS

Par M. le Dᵣ Sicard de Plauzoles.

Prophylaxie de la syphilis.

1° Contagions accidentelles :

Ne jamais se servir d'objets susceptibles de véhiculer le tréponème : objets de table, de toilette, de fumeurs, rasoir, etc...

2° Contagions vénériennes :

Pas de relations sexuelles hors du mariage.

Ne prenez ni la pipe, ni la femme du voisin.

N'usez pas de la femme de tout le monde (femme publique, prostituée). La principale source de la syphilis, c'est la promiscuité des sexes dans la prostitution.

Le seul moyen certain d'éviter la maladie, c'est de ne pas s'y exposer.

L'abstinence ne présente que des avantages physiques et intellectuels.

Ceux qui s'exposent à la contagion peuvent recourir à des moyens de protection utiles quoique *toujours incertains* tels, par exemple, que la pommade prophylactique de Metchnikoff au calomel à 33 °/₀ (voir le *Tract confidentiel*).

Traitement de la syphilis.

En cas d'infection : ne pas s'effrayer.

La syphilis est guérissable et d'autant plus guérissable qu'elle sera traitée plus tôt.

C'est donc un devoir de faire connaître ce qu'il faut faire en cas de contamination pour obtenir la guérison de la syphilis.

C'est à la période primaire qu'on obtient le plus facilement la guérison avant la généralisation de l'infection et l'apparition des accidents secondaires.

Il y a donc un intérêt capital à commencer le traitement le plus tôt possible après l'apparition du chancre, à ne pas perdre un temps précieux pendant lequel le tréponème pullule et colonise.

Des procédés de laboratoire permettent :

1° De faire avec certitude le diagnostic de la nature syphilitique du chancre primitif (constatation du tréponème à l'ultramicroscope).

2° De reconnaître l'infection syphilitique généralisée par l'examen sérologique du sang (réaction de Bordet-Wassermann).

Dès l'apparition de l'accident suspect, il faut consulter le médecin qui fera l'examen bactériologique indispensable, et ne pratiquer aucun traitement local ou général qui pourrait empêcher le diagnostic.

Dès que l'ultra-microscope a permis de constater le tréponème, avant que la séro-réaction soit positive, après examen complet du malade (cœur, reins, système nerveux), le médecin aura recours au traitement spécifique le plus efficace : injections intra-veineuses d'arsénobenzol ou 606.

Ce traitement précoce empêche l'apparition des accidents secondaires. Appliqué à la période secondaire, le traitement fait disparaître rapidement les accidents contagieux (plaques muqueuses) et empêche les accidents tertiaires.

Contrôle du traitement et constatation de la guérison par l'examen sérologique du sang et du liquide céphalo-rachidien; mesure du degré d'infection par la syphilimétrie.

Durée du traitement : Variable, un an, deux ans, quelquefois plus. Après contrôle, le malade peut être considéré comme guéri. En effet, la guérison complète et définitive de la syphilis est possible à toutes les périodes, à condition que le traitement soit énergique, méthodique et suffisamment prolongé.

Pour tout syphilitique le *traitement est un devoir* et en attendant la guérison complète et définitive, il doit veiller sur lui-même pour ne contaminer personne ; il doit en outre observer une hygiène sévère, éviter les excès de toute sorte, *ménager son système nerveux, ne pas boire d'alcool*, ne pas fumer.

Syphilis et mariage.

Le syphilitique non guéri a le devoir de ne pas se marier, car il risque de contaminer sa femme, d'être empêché par la maladie de remplir ses devoirs de chef de famille, de procréer des enfants malades.

Le syphilitique guéri peut se marier et avoir des enfants sains.

Tout homme ayant eu des accidents syphilitiques devra, avant de se marier, se soumettre à un examen médical complet clinique et sérologique.

Après le mariage, la surveillance médicale doit continuer à s'exercer sur les conjoints et particulièrement sur la femme, dès la conception, pendant la gestation, et sur les enfants.

Il faut bien savoir qu'un traitement bien conduit peut permettre à une femme infectée de mettre au monde des enfants sains et permet de guérir des enfants hérédo-syphilitiques.

Et maintenant, réfléchissez !
Pensez à vous-même, à votre famille, à notre patrie.
La santé de notre race est la condition de la force et de la grandeur de la France.
Comme l'a dit Jean Lahor (*Bénédiction du mariage persan*) :

> Pour que vos actions ne soient vaines ni folles,
> Craignez déjà les yeux futurs de vos enfants.

AVIS

On peut se procurer affiches et tracts prophylactiques au Comité national de propagande d'hygiène sociale et d'éducation prophylactique, 7, rue Mignon. Paris. VIe. Tél. Gob. 59-35.

Affiches : Syphilis ou Futures Mères.

L'exemplaire. . . . . *franco* 0 fr. 50
Les 25. . . . . . . — 8 —
Les 100. . . . . . . — 25 —

Tracts : Attention ou Futures Mères.

Le mille. . . . . . 20 fr.

COMITÉ NATIONAL DE PROPAGANDE
d'Hygiène Sociale et d'Éducation Prophylactique

LA SYPHILIS

La Syphilis n'est pas une maladie honteuse.

Elle n'est pas toujours une maladie vénérienne.

Elle résulte souvent d'une *contamination accidentelle.*

C'est une *maladie microbienne* comme la tuberculose.

C'est une *maladie contagieuse*, insidieuse et traîtresse qui se transmet par un contact direct, ou indirectement par l'intermédiaire d'objets divers (fourchettes, verres à boire, objets de fumeur, etc.).

Elle est *souvent héréditaire.*

La Syphilis est une **maladie grave**, mais elle est **guérissable.**

Les victimes de la syphilis se comptent par *millions* et le nombre des syphilitiques qui ignorent leur mal est considérable, mais, *s'il n'y a rien de plus dangereux qu'une syphilis ignorée et non soignée*, au contraire, *un traitement scientifiquement et rigoureusement institué*, en temps opportun, *sauvegarde le malade* et empêche la syphilis d'être une menace pour *l'entourage* et un danger pour *la race.*

Ainsi, *tout syphilitique doit se faire soigner* attentivement, dans *son intérêt propre* comme dans celui de *sa Famille* et de *son Pays*, et se soumettre, pendant de longues années, à un *contrôle médical* sévère, car la *syphilis peut s'endormir* pendant longtemps *et se réveiller* brusquement en causant des **accidents terribles.**

La Syphilis, danger redoutable pour l'*Individu*, *la Race et la Patrie*, **disparaîtrait** si tous les syphilitiques se faisaient soigner.

C'est donc un devoir pour tout syphilitique de se soumettre au traitement et au *contrôle médical.*

Modèle d'affiche (au bas se trouvent les adresses des dispensaires).

Futures Mères !

Si vous voulez éviter tout accident pendant votre gestation et **avoir des enfants vivants et bien portants** :

Consultez dès le début et pendant toute la durée de votre gestation.

VOUS ÉVITEREZ AINSI :

Les accouchements difficiles par mauvaise conformation.

Les mauvaises présentations de l'enfant.

Des complications graves, en particulier l'albuminurie et les convulsions.

Les conséquences pour l'enfant des maladies héréditaires, parmi lesquelles la **SYPHILIS** est la plus dangereuse.

Les enfants de **parents syphilitiques non soignés** viennent au monde **morts ou malades.**

CONSULTATIONS GRATUITES

RIVE GAUCHE

Clinique Baudelocque, 119, boulevard de Port-Royal (14e).
Tous les jours de 8 à 18 heures.

Hôpital Boucicaut, 78, rue de la Convention (15e).
Lundi, Mercredi, Vendredi à 9 h.

Hôpital de la Charité, 47, rue Jacob (6e).
Tous les matins à 9 h. 1/2, excepté Mardi, Jeudi et Dimanche.

Hôpital de l'Hôtel-Dieu, Parvis Notre-Dame (4e).
Lundi et Vendredi à 9 heures.

Hôpital de la Maternité, 119, boulevard de Port-Royal (14e).
Tous les jours de 9 à 12 heures et de 14 à 17 heures.

Hôpital de la Pitié, 83, boulevard de l'Hôpital (13e).
Tous les jours à 9 heures

École de Puériculture de la Faculté de Médecine, 64, rue Desnouettes (15e).
Mercredi à 8 heures. — Samedi à 14 heures.

Clinique Tarnier, 89, r. d'Assas (6e).
Tous les jours de 8 à 18 heures.

RIVE DROITE

Hôpital Beaujon, 208, faubourg Saint-Honoré (8e).
Tous les jours à 9 heures, excepté Mercredi et dimanche.

Hôpital Lariboisière, 2, rue Ambroise-Paré (10e).
Tous les jours à 9 heures.

Hôpital Saint-Antoine, 184, faubourg Saint-Antoine (12e).
Mardi et Samedi à 8 h. 1/2.

Hôpital Saint-Louis, 40, rue Bichat (10e).
Mardi et Vendredi à 9 heures.

Hôpital Tenon, 4, rue de la Chine (20e).
Lundi, Mercredi et Vendredi à 9 heures.

Modèle d'affiche.

ATTENTION !

Nombreux sont ceux qui sont atteints de Syphilis **sans le savoir !**

LA SYPHILIS EST GUÉRISSABLE

Faites-vous traiter *TOUT DE SUITE*

Méfiez-vous des Charlatans
et des Conseils trompeurs !

CONSULTATIONS ET TRAITEMENTS GRATUITS

RIVE DROITE

Dispensaire Toussaint-Barthélemy, 107, r. du Fg. St-Denis (10ᵉ). *Hommes et Femmes, tous les matins, même le Dimanche, à 9 heures. Tous les soirs à 20 h. 30.*

Hôpital Beaujon, 208, rue du Faubourg-Saint-Honoré (8ᵉ). *Lundi et Jeudi, à 20 h. 30.*

Hôpital Bichat, Boul. Ney (18ᵉ). *Lundi et Vendredi, à 18 h. 30.*

Hôpital Saint-Antoine, 184, rue du Faubourg-Saint-Antoine (12ᵉ). *Mardi et Vendredi, à 20 h. 30.*

Hôpital Saint-Louis, 40, rue Bichat (10ᵉ). *Tous les matins, à 9 heures. Tous les soirs, Dimanche excepté, à 20 h.*

Hôpital Tenon, 4, rue de la Chine (20ᵉ). *Lundi et Jeudi, à 18 heures.*

Institut Prophylactique, 40, rue Ordener (18ᵉ). *Dimanche, Mardi, Jeudi et Samedi, le matin à 8 heures. Lundi, Mercredi, Vendredi, de 18 à 20 heures.*

RIVE GAUCHE

Hôpital Boucicaut, 62, rue de la Convention (15ᵉ). *Lundi et Jeudi, à 20 heures.*

Hôpital Broca, 11, rue Broca (13ᵉ). *Tous les matins, sauf Dimanches et jours fériés, à 9 heures. Tous les soirs, sauf Dimanches et jours fériés à 19 h. 45.*

Hôpital de la Charité, 57, rue Jacob (6ᵉ). *Lundi et Vendredi, à 18 h. 30.*

Hôpital Cochin, 47, Faubourg-Saint-Jacques (14ᵉ). *Tous les matins avant 10 heures. Mercredi et Jeudi, à 20 heures.*

Institut Prophylactique, 15 bis, rue de la Glacière (13ᵉ). *Tous les matins, excepté le Lundi, à 8 h. 1/2. Lundi, Mercredi, Vendredi, de 18 à 20 heures.*

Lisez attentivement au verso.

Modèle de tract.

COMITÉ NATIONAL DE PROPAGANDE
d'Hygiène Sociale et d'Éducation Prophylactique

La Syphilis n'est pas une maladie honteuse

Elle n'est pas toujours une maladie vénérienne. Elle résulte souvent d'une contamination accidentelle.

C'est une maladie microbienne comme la tuberculose.

C'est une maladie contagieuse, insidieuse et traîtresse qui se transmet par contact direct, ou indirectement par l'intermédiaire d'objets divers (fourchettes, verres à boire, objets de fumeur, etc...).

Elle est souvent héréditaire.

La Syphilis est une maladie grave,
mais elle est guérissable

Le nombre de syphilitiques qui ignorent leur mal est considérable, mais s'il n'y a rien de plus dangereux qu'une syphilis ignorée et non soignée, au contraire, un traitement scientifiquement et rigoureusement institué, en temps opportun, sauvegarde le malade et empêche la syphilis d'être une menace pour l'entourage et un danger pour la race.

Ainsi, tout syphilitique doit se faire soigner attentivement, dans son intérêt propre, comme dans celui de sa famille et de son Pays, et se soumettre pendant de longues années, à un contrôle médical sévère, car la syphilis peut s'endormir pendant longtemps et se réveiller brusquement sous forme d'ACCIDENTS TERRIBLES.

La SYPHILIS, danger redoutable pour l'individu, la Race et la Patrie, DISPARAITRAIT si tous les syphilitiques se faisaient soigner.

C'est donc un devoir pour tout syphilitique de se soumettre au traitement et au contrôle médical.

La Blennorragie
n'est pas une maladie honteuse

Elle est considérée à TORT comme une maladie bénigne.

Elle peut avoir des conséquences aussi redoutables que la Syphilis si elle n'est pas *rigoureusement soignée, dès son début, sous le contrôle médical.*

Futures Mères !

Si vous voulez éviter tout accident pendant votre gestation et avoir des enfants vivants et bien portants :

CONSULTEZ DÈS LE DÉBUT ET PENDANT TOUTE LA DURÉE DE VOTRE GESTATION.

VOUS ÉVITEREZ AINSI :

Les accouchements difficiles par mauvaise conformation.

Les mauvaises présentations de l'enfant.

Des complications graves, en particulier l'albuminurie et les convulsions.

Les conséquences pour l'enfant des maladies héréditaires parmi lesquelles la **SYPHILIS** est la plus dangereuse :

Les enfants de parents syphilitiques **NON SOIGNÉS** viennent au monde morts ou malades.

CONSULTATIONS GRATUITES

. . . .

(Ici on trouve la liste des consultations
pour les femmes en état de gestation.
Voir cette liste sur le modèle d'affiche).

Lisez attentivement au verso

Modèle de tract.

Pour avoir des Enfants sains IL FAUT

QUE LES PARENTS SOIENT BIEN PORTANTS

LA SYPHILIS, est une des **principales** causes de maladie et de mort des nouveau-nés et des enfants.

Nombreux sont ceux qui sont atteints de Syphilis sans le savoir.

LA SYPHILIS n'est pas une maladie honteuse.
C'est une maladie grave, mais heureusement **guérissable.**
LA SYPHILIS sans symptômes visibles est aussi dangereuse que la syphilis se manifestant par des signes extérieurs.
LA SYPHILIS doit être traitée :
Chez les parents avant la procréation ;
Chez la mère pendant la gestation et après l'accouchement.
Chez l'enfant jusqu'à la guérison.
Régulièrement et convenablement traitée

Avant et Pendant la Gestation

La future mère mettra le plus souvent au monde un enfant vivant qui ne supportera pas durant toute sa vie, les conséquences de cette maladie héréditaire.

Méfiez-vous des charlatans et des conseils trompeurs !

Consultations Antisyphilitiques Spéciales

POUR LES FUTURES MÈRES

RIVE GAUCHE

Clinique Baudelocque, 119, boulevard de Port-Royal (14ª).
Mercredi à 14 heures.
Vendredi matin à 9 heures.
Hôpital de la Charité, 47, rue Jacob (6ª).
Mercredi à 9 1/4.

Hôpital de la Pitié, 82, boulevard de l'Hôpital (13ª).
Mercredi et Jeudi à 9 heures.
Clinique Tarnier, 89, rue d'Assas, (6ª).
Jeudi à 10 heures.

RIVE DROITE

Hôpital Lariboisière, 2, rue Ambroise-Paré (10ª).
Samedi à 9 heures.

BIBLIOGRAPHIE

Avril de Sainte-Croix (Mme). — *L'éducation sexuelle*. Préface de
 M. le professeur Pinard.

L. Bizard. — *Les maladies vénériennes*. Conférence aux jeunes
 soldats.

C. Burlureaux. — *Pour nos filles*.

A. Calmette. — *Simple causerie pour l'éducation sexuelle des jeunes gens de 15 ans*.

M. Carle. — *La Prophylaxie des maladies vénériennes*, 1921.
 I. Prophylaxie morale. — II. Prophylaxie dans l'armée.
 — III. Prophylaxie sociale. — IV. Prophylaxie admi-
 nistrative et légale. — V. Prophylaxie médicale et sanitaire. — VI. Prophylaxie individuelle.

Doléris et Bouscatel. — *Néo-malthusianisme. Maternité et féminisme. Education sexuelle*.

P. Dubois. — *L'éducation de soi-même*. Chapitre sur la chasteté.

E. Duclaux. — L'Hygiène sociale, 1902. Ch. VII. *Syphilis*.

A. Fournier. — *Danger social de la syphilis*.

— *Pour nos fils quand ils auront 18 ans*.

H. Gougerot. — *Le Traitement de la Syphilis* (3e édition, 1921).
 Ce manuel est un guide complet de prophylaxie des
 maladies vénériennes: toutes les questions de pratique
 y sont traitées, et particulièrement : Ch. II. Importance
 du diagnostic de la syphilis ; gravité du pronostic des
 syphilis non traitées ; conséquences individuelles, familiales et sociales. — Ch. XX. Syphilis et mariage. —
 Ch. XXI. Responsabilité civile et pénale en matière de
 transmission de la syphilis. — Ch. XXV. Nécessité de la
 surveillance périodique des syphilitiques. — Ch. XXVI.
 La lutte antivénérienne.

Goy. — *De la pureté rationnelle,* in-18, 1922.

J. Héricourt. — *Les 36 commandements de l'Hygiène.*

— *L'Hygiène moderne.* Ch. X. La vie sexuelle.

— *Les Maladies des Sociétés* (Tuberculose, syphilis, alcoolisme et stérilité).

L. Jullien. — *La vie sexuelle et ses dangers.* Conférence d'un médecin aux lycéens des classes supérieures. Préface de M. le Dr Carle.

H. Labit et H. Polix. — *Le péril vénérien.* — Encyclopédie scientifique des aide-mémoire.

Milon. — *Lettre d'un père à son fils. Prophylaxie sanitaire et morale.*

J. Payot. — L'éducation de la volonté.

A. Pinard. — *A la Jeunesse. Pour l'Avenir de la Race française.* Comité national de propagande d'Hygiène sociale et d'Education prophylactique, 7, rue Mignon, Paris.

L. Rénon. — *Les maladies populaires.*

Sicard de Plauzoles. — *La Fonction sexuelle au point de vue de l'éthique et de l'hygiène sociale.* Le chapitre III donne en particulier un programme et les lignes directrices de l'éducation sexuelle.

Surbled. — *La vie de jeune homme.*

Société française de Prophylaxie sanitaire et morale, fondée le 31 mars 1901. La société a pour but principal de combattre les maladies vénériennes ; elle publie depuis sa fondation un Bulletin (Secrétaire général : Dr Gougerot, 9, rue Constant-Coquelin, Paris, VII°).

Pour tout renseignement, on peut s'adresser à l'*Office français de documentation d'hygiène sociale,* 7, rue Mignon, Paris, VI°.

Pour les ouvrages cités à La Librairie A. Maloine et fils, 27, rue de l'Ecole-de-Médecine, Paris.

Collections de clichés de projections.

Le Musée pédagogique (41, rue Gay-Lussac, Paris, V°) tient gratuitement à la disposition des propagandistes les collections de clichés de M. Gougerot. Une série destinée aux hommes comprend 80 clichés ; une série pour les femmes 50 clichés. Chaque série est accompagnée d'un plan détaillé de conférence avec explication des clichés pour faciliter la tâche des conférenciers.

Prêts de vues pour projections lumineuses.

1. — Un service de prêts de vues pour projections lumineuses fonctionne à Paris au Musée Pédagogique, rue Gay-Lussac, 41. Il est interrompu entre le 20 décembre et le 10 janvier, en raison de la surcharge du service des postes pendant cette période.

2. — Le service est destiné : 1° aux instituteurs et aux institutrices ; 2° aux membres de l'armée qui font des conférences ; mais toute personne peut s'entendre avec un membre de l'enseignement primaire public pour recevoir par son intermédiaire des vues pour projections, à condition que sa conférence soit publique et non payante.

3. — Les prêts sont gratuits. L'envoi et le retour des boîtes se font en *franchise postale* (sauf pour Paris où les collections doivent être prises et rapportées au Musée. Heures d'ouverture : de 10 heures à 5 heures).

4. — Les bris et dégradations sont à *la charge* des auteurs du dégât.

5. — Chaque prêt est fait pour une durée qui ne peut dépasser huit jours.

6. — Toute demande de prêt doit être adressée par la poste à M. le Ministre de l'Instruction publique (**Direction du Musée Pédagogique.** Service des vues pour projections lumineuses, rue Gay-Lussac, 41, Paris, V^e).

7. — La demande doit indiquer la date de la conférence pour laquelle sont demandées les vues, et être faite dans la forme suivante :

Nom de l'emprunteur...
Fonctions..
Commune...........Département...............................
Date de la conférence pour laquelle sont demandées les vues...

TABLE DES MATIÈRES

PREMIÈRE PARTIE

DEUXIÈME PARTIE

TROISIÈME PARTIE

QUATRIÈME PARTIE

CINQUIÈME PARTIE

Comité National de Propagande
D'HYGIÈNE SOCIALE
ET D'ÉDUCATION PROPHYLACTIQUE

7, rue Mignon — PARIS (VIᵉ).

TÉLÉPHONE : **Gobelins 59-55.**

Président d'honneur .	M. **Paul APPELL**, Recteur de l'Université de Paris, membre de l'Institut.
Président.	M. le Professeur **PINARD**, membre de l'Académie de Médecine, député de la Seine.
Vice-Présidents . . .	M. **Ferdinand BUISSON**, Professeur honoraire à la Sorbonne, député de la Seine.
—	M. **Jules SIEGFRIED**, ancien Ministre, député de la Seine-Inférieure.
—	M. **Léon BERNARD**, Professeur d'Hygiène à la Faculté de Médecine de Paris, membre de l'Académie de Médecine.
Directeur général. . .	M. le Dʳ **SICARD DE PLAUZOLES**, Professeur au Collège libre des Sciences sociales.
Secrétaire général . .	M. **Émile WEISWEILLER**, Secrétaire général adjoint, Administrateur de l'École de Puériculture de la Faculté de Médecine de Paris.
Trésorier.	M. **Ernest GOUIN**.
Conseillers juridiques.	M. **Albert CHENEVIER**, Docteur en droit.
—	M. **Alcide DELMONT**, Avocat à la Cour d'appel de Paris.

BUT DU COMITÉ NATIONAL DE PROPAGANDE

Créer en France une action permanente et méthodique de propagande pour l'hygiène sociale.

Lutter contre les maladies sociales par l'éducation populaire.

Organiser des congrès, des centres d'enseignement, des cours, des conférences ; former des propagandistes ; créer un matériel de propagande ; faire imprimer des conférences-types, des affiches, des tracts, des brochures, etc.

Créer et faire fonctionner un office de documentation et d'information pour toutes les questions d'hygiène sociale.

Office Français

DE

DOCUMENTATION D'HYGIÈNE SOCIALE

La **Société française de prophylaxie sanitaire et morale** (5 juin 1920), la **Société de médecine publique et de génie sanitaire** (23 juin 1920), la **Commission de prophylaxie des maladies vénériennes** au Ministère de l'Hygiène (3 août 1920) ont demandé, pour aider à la propagation de l'hygiène en France, la cération d'un **Office de documentation et de propagande** ayant pour mission de réunir et de répandre toutes les informations relatives aux questions d'hygiène sociale et de prophylaxie, d'instituer des enquêtes et de mettre à la disposition des médecins et du public tous les renseignements nécessaires. M. J.-L. Breton, ministre de l'Hygiène, a confié au **Comité national de propagande d'hygiène sociale et d'éducation prophylactique** le soin d'organiser cet office (7 septembre 1920).

L'Office français de documentation d'hygiène sociale recueille les documents provenant des gouvernements étrangers qui lui sont transmis par les soins du ministère des Affaires étrangères, les documents qui lui sont adressés par les grandes Associations et sollicite de tous les hygiénistes la communication de leurs travaux.

L'Office répond à l'appel de tous ceux qui ont besoin d'être renseignés sur les questions d'hygiène et de prophylaxie.

AVIS. — Le siège de l'Office est transféré, depuis le 25 janvier 1922, 7, rue Mignon (110, boulevard Saint-Germain), Paris-6ᵉ, en face de la Faculté de Médecine. Téléphone : Gobelins 59-55.